高等卫生职业教育活页式、工作手册式教材

供护理类专业、老年服务与管理专业用

老年护理技能综合实训

主　　审	王建成　任　晖　宋艾芳
主　　编	吕香茹　卢玉彬　季　诚
副 主 编	张丽霞　达朝锦　林　华　温　萌　谢　岚
编　　者	（以姓氏笔画为序）

卢玉彬　吉珍颖　达朝锦　吕香茹　孙南竹　李莉萍

何文娟　张丽霞　张晓娟　陈　佳　林　华　季　诚

郑　捷　赵　辉　赵晓芳　徐明丽　郭　燕　蒋燕萍

鲁兴梅　温　萌　谢　岚　魏花萍

数字编者（以姓氏笔画为序）

马晓霞　卢玉彬　田　坤　吉珍颖　达朝锦　吕香茹

孙志瑶　李莉萍　杨　璐　何文娟　张　岚　张丽霞

张誉馨　林　华　赵倩婧　袁　芳　韩媛媛　温　萌

谢　岚

人民卫生出版社

·北　京·

版权所有，侵权必究！

图书在版编目（CIP）数据

老年护理技能综合实训 / 吕香茹，卢玉彬，季诚主编 . —北京：人民卫生出版社，2023.8
ISBN 978-7-117-35202-4

Ⅰ. ①老… Ⅱ. ①吕… ②卢… ③季… Ⅲ. ①老年医学－护理学 Ⅳ. ①R473.59

中国国家版本馆 CIP 数据核字（2023）第 159111 号

人卫智网	www.ipmph.com	医学教育、学术、考试、健康，购书智慧智能综合服务平台
人卫官网	www.pmph.com	人卫官方资讯发布平台

老年护理技能综合实训
Laonian Huli Jineng Zonghe Shixun

主　　编：吕香茹　卢玉彬　季　诚
出版发行：人民卫生出版社（中继线 010-59780011）
地　　址：北京市朝阳区潘家园南里 19 号
邮　　编：100021
E - mail：pmph @ pmph.com
购书热线：010-59787592　010-59787584　010-65264830
印　　刷：中煤（北京）印务有限公司
经　　销：新华书店
开　　本：787×1092　1/16　　印张：12
字　　数：241 千字
版　　次：2023 年 8 月第 1 版
印　　次：2023 年 10 月第 1 次印刷
标准书号：ISBN 978-7-117-35202-4
定　　价：49.00 元

打击盗版举报电话：010-59787491　E-mail：WQ @ pmph.com
质量问题联系电话：010-59787234　E-mail：zhiliang @ pmph.com
数字融合服务电话：4001118166　　E-mail：zengzhi @ pmph.com

前 言 《《

老年护理技能综合实训是护理专业的核心课程，学习该课程既是对前期所学课程知识和技能的综合梳理，又是对老年护理活动的进一步探索，为后续临床学习和未来职业生涯发展奠定专业知识、技能和素质基础，因此该课程是学生在校学习与毕业实习间的桥梁课程。为实现课程教学目标，我们以老年护理所应具备的职业能力为出发点，以老年常见病为项目分类，梳理常见工作情景，编写了这本活页式、工作手册式新型教材。本教材具备以下几个特点。

1. 项目式编排　本教材在内容编排上将前期所学知识和技能进行重构和整合，更真实地还原临床工作场景，以老年常见病为线索，构建项目式学习内容，共包括 9 个项目，30 个实训任务。

2. 团队式教学　本教材在编写过程中打破学科界限，编写团队以护理专业教师为骨干，包括执业药师、执业医师、康养机构管理者、老年社会团体负责人等多种角色，在教学过程中亦推荐采取团队式教学方法，旨在帮助学生深刻认识老年护理工作，并顺利取得老年照护"1+X"证书，一专多能，扩大就业面。

3. 互动式学习　打破传统教材的单向传授模式，注重学习过程中学生的参与度，在每个项目中设定工作情景，并以书面、数字资源等形式提供相应的学习资料，引导学生自主分析任务，完成护理计划，在教师指导下以小组为单位进行技能训练，并进行反思，充分体现以学生为中心的教学理念。

4. 融合式资源　配套数字学习资源，包括沟通视频、PPT、习题等，有助于学生直观形象地学习知识，激发兴趣，拓宽视野。

5. 活页式装订　教材采取活页式装订，可反复翻合。师生在使用过程中，可根据个人需要增删、调换、组合，适合不同学习场景。

本教材是基于甘肃卫生职业学院省级老年护理应用技术协同创新中心、省级创新教学团队及卢玉彬、吕香茹名师工作室的实践探索，由各学科骨干教师共同编写。在编写过程中，得到了学校领导、教学医院、合作企业的大力支持及热忱帮助，并广泛征求了医院、企业专家的意见，在此一并表示衷心的感谢！由于编写时间紧张，编者水平有限，疏漏之处在所难免，恳请广大师生、专家谅解并惠予指正，使之不断完善，并致谢意。

吕香茹　卢玉彬　季　诚
2023 年 3 月

目　录　《

绪 论

⌄⌄

一、老年疾病的特点

老年疾病是指人在老年期所患的与增龄有关的退行性疾病，以及老年期以前已发生且在进入老年期后加剧的疾病。人进入老年期后，器官功能退化，生理功能不断下降，身体抵抗力逐步减弱，患病概率大大增加。老年疾病可分五类：一是原发性老年疾病，如动脉硬化、老年性耳聋等，这类疾病的发生与年龄关系显著；二是继发性老年疾病，指以原发疾病为基础，老年化后继发的疾病，如脑卒中；三是老年人易感性疾病，如痛风、糖尿病、肿瘤、骨关节炎等；四是一般较轻的疾病，即多数任何年龄均可发生的疾病；五是老年人中少见的疾病，如各种传染病。

（一）病因学特点

老年疾病病因多不明确，多种因素可导致老年疾病的发生，甚至难以分清是机体自然衰老的结果还是由各种致病因素所导致的独立疾病。

（二）临床特点

1. **多病共存** 老年人一体多病现象普遍，有的老年人甚至一个脏器出现多种病变，如很多老年人同时患有冠心病、高血压、高脂血症、颈椎病、白内障和腰肌劳损等。据报道，65 岁以上的老年人平均患 7 种疾病，最多达 25 种。

2. **起病隐匿，发展缓慢** 多数老年疾病为慢性退行性疾病，有时生理变化与病理变化难以区分。

3. **症状和体征不典型** 由于多数老年人同时患有多种疾病，一种疾病的症状可能被另一种疾病的症状所掩盖或者相互影响，加之老年人对疼痛的敏感性和反应性降低，因此老年疾病往往临床症状不典型。例如，老年人患肺炎时常无明显症状，或仅表现为食欲差、全身乏力、脱水或突然出现意识障碍，而无肺炎应有的呼吸系统症状和体征。

4. 多脏器功能衰竭或多系统功能障碍　老年人随着年龄增长，各器官储备功能不断降低，机体在严重创伤、感染、中毒、大手术后等应激状态下短时间内容易同时或相继发生 2 个或 2 个以上器官功能衰竭，造成死亡。此外，由于老年人常伴有许多基础疾病，即使没有发生脏器功能衰竭，也会出现多系统功能障碍。

5. 多种老年综合征的表现　老年综合征是指老年人由多种原因造成的同一种临床表现或问题的症候群，主要表现包括视听觉损害、应激性溃疡、生理功能下降等。

6. 多重用药和药物的不良反应　老年人常同时伴有多种疾病，需要接受多种药物治疗，同时使用药物种类 ≥ 5 种即为多重用药（包括非处方药物、中药和保健品）。多重用药又分为适当多重用药和不适当多重用药。适当多重用药是指患者因多病共存，需要接受多种药物治疗，从而提高治疗效果，降低发病率和死亡率；不适当多重用药是指存在过度或不适当处方用药风险，可能导致发生药源性不良事件，包括药物不良反应、药物间的相互作用、用药依从性降低和治疗费用增高等。

二、老年患者的心理特点

1. 孤独和寂寞　孤独是最为常见的老年心理特征，主要与老年人离开工作岗位、缺少亲人的陪伴有关。老年孤独症通常体现在躯体与心理两个方面。在躯体表现为食欲减退，可能会出现明显的人体消瘦；在心理方面表现为情绪低落，对生活失去信心，久而久之会出现社会交往障碍以及交流障碍等问题。

2. 焦虑和恐惧　大部分老年人患有一种或一种以上慢性疾病，由于长期疾病的困扰，加上自理能力下降以及担心加重家庭经济负担等，老年人心理上会产生焦虑感或恐惧感，表现出冷漠、固执或急躁的情绪。特别是一些身患难以治愈疾病的老年人，更容易出现焦虑、恐惧、绝望等负性情绪。长期存在焦虑心理也会引起神经内分泌失调，促使疾病发生。

3. 失落和抑郁　老年人由于社会角色的改变，心理上会产生一种失落感，表现为自制力减弱、沉默寡言、表情淡漠、情绪低落、性格急躁，甚至会并发心悸、失眠等躯体症状。抑郁是老年人常见的情绪和心理失调，表现为压抑、沮丧、悲观、厌世等，与老年人脑内生物胺代谢改变有关。

4. 自责和多疑　随着年龄的增加，老年人对外界环境的应对能力和适应能力逐步下降，防卫心理则不断加强，一旦受到外界环境的刺激，极易产生自责、多疑的心理。

5. 依赖和病人角色强化　老年人随着年龄的增长，对家庭、子女的依赖也越来越多、越来越强烈，他们渴望能得到家人的陪伴和子女的照料，希望被陪伴和守护。部分住院老年患者在长期的照料生活中会产生过度依赖心理，自我强化病人角色，即便在病情康复满足出院条件时，也不愿意出院，害怕承担正常社会角色。

三、老年护理者应该具备的素质

1. **良好的职业道德** 老年人生理、心理、社会功能逐渐退化，在日常生活照料、精神安慰和医疗健康等方面具有较多的问题和需求，对护理人员的依赖性较大，护理难度相对较高。因此，老年护理也是一种更具社会意义和人道主义精神的工作，对护理人员的职业道德提出了更高的要求。"尊老敬老、爱心耐心、爱岗敬业、乐于奉献"是老年护理工作的基本职业道德要求，护理人员对老年人应做到尊重、公平公正，维护老年人尊严和权益；细心、耐心相助老年人，不计个人得失，为每一位老年人的健康负责。

2. **扎实的专业知识和技能** 老年疾病复杂多变，护理人员应具有扎实的专业理论知识和娴熟的护理操作技能，熟悉各种老年常见病的症状、体征和护理要点，能及时准确地制定护理计划、快速有效完成各项护理工作。此外，护理人员还应掌握护理心理学、护理伦理学、老年法律法规等人文知识，才能给予老年人优质个体化照顾和良好的健康服务。

3. **敏锐的观察能力和较强的问题分析能力** 老年人的机体代谢功能相对较差，健康状况复杂多变，要求护理人员具备敏锐的观察力和较强的问题分析能力，能够及时发现老年人的健康问题及各种细微的变化，对老年人的健康状况做出正确的判断，及早采取正确有效的措施，解决老年人的健康问题。

4. **良好的沟通技巧和合作精神** 沟通是护理人员与老年人进行信息交流和思想情感交流的重要途径。老年人由于听力和记忆力下降、思维迟缓等生理特点和孤独、焦虑等心理特点，更容易出现沟通不畅等问题。护理人员应更加注重语言运用的科学性和艺术性，掌握交流的技巧，促进护理人员和老年患者之间的沟通和理解。面对语言沟通障碍的老年人，则应采用面部表情、目光、身体姿势等非语言沟通方式增加与老年人沟通的有效性，维护和促进老年人的身心健康。此外，由于老年疾病病程长，复杂多变，难治愈，老年护理工作的开展需要多学科的合作，护理人员应具备良好的合作意识，相互配合协作，确保老年护理工作快速高效完成。

四、学习课程的方法

1. **了解课程设计思路** 课程设计是一种促进教学活动更具有效性、发展性和目标性的活动。了解课程设计思路有助于学生确立学习目标、掌握课程学习方法。本课程以实际工作任务为引领，创设实训情景；以老年护理所应具备的职业能力为主线和依据，将基础医学、老年心理学等知识融入课程教学；通过案例分析、课前准备、课中实训、课后拓展等环节，培养学生具备老年护理的基本职业能力。因此在学习前学生应先通读教材，熟悉教材编排特点，明晰课程设计思路。

2. 培养自主学习意识　学习是一个积极主动的建构过程，学生仅靠被动地接受教师传授来的信息难以达到更好的学习目标。本课程教学内容充实、知识综合性强，需要学生提前做好充足的学习准备，并在课后进行扎实的自主练习。因此，本课程要求学生具备良好的自主学习意识，能主动参与教学、乐于探究知识、独立思考问题。

3. 注重实践练习　本课程是一门以技能学习为主的课程，加强实践练习是提高技能水平的重要途径。因此在课前、课中、课后，学生要充分利用学校实训资源反复练习各种老年护理技能，在"做中学，学中做"；同时，还要把握临床见习和实习机会，将课堂所学和临床实际工作相结合，巩固和加深对所学知识和技能的理解和运用。

4. 合理利用网络资源辅助学习　在信息技术飞速发展的当下，合理利用网络资源辅助学习可以起到事半功倍的效果。学生要充分发挥自身的积极性和主动性，利用信息技术主动探索多层次、多方位的学习资源，提高学习效果。如中国知网、维普中文期刊全文数据库、超星数字图书馆等，其资源库系统所含的内容为正式出版物，信息资源具有较高的准确性和代表性；中国慕课、智慧树等线上课程网站的课程门类齐全，资源丰富优质且免费。以上资源可以作为学习的主要文献信息资料和视频学习资料参考使用。

（达朝锦　吕香茹）

冠心病老年人的护理

冠心病是冠状动脉粥样硬化性心脏病的简称，是指冠状动脉发生粥样硬化引起管腔狭窄或闭塞，导致心肌缺血缺氧或坏死而引起的心脏病，临床上也称为缺血性心脏病。冠心病是动脉粥样硬化导致器官病变的最常见类型。

冠心病引起心肌缺血缺氧主要包括两方面的原因，一是动脉粥样硬化斑块导致冠状动脉管腔狭窄（> 50%），加之继发复合性病变和/或冠状动脉痉挛，使冠状动脉供血急剧减少，甚至管腔闭塞致使冠状动脉供血中断；二是由于血压骤升、情绪激动、过度劳累或心动过速等导致心肌负荷增加，心肌耗氧量剧增，引起冠状动脉相对或绝对供血不足。

冠状动脉粥样硬化以左冠状动脉前降支最多见，因此发生心肌梗死时最常见于左前降支的供血区，以左心室前壁、心尖部及室间隔前 2/3 多见，约占全部心肌梗死的 50%。

根据病理解剖和病理生理变化的不同，冠心病分为急性冠脉综合征和慢性冠脉病两大类。前者包括不稳定型心绞痛、非 ST 段抬高心肌梗死、ST 段抬高心肌梗死和冠心病猝死；后者包括稳定型心绞痛、冠脉正常的心绞痛、无症状性心肌缺血和缺血性心力衰竭。

本病多见于老年人，是老年人致死的常见疾病，科学合理地进行老年冠心病预防和救治极其重要。

冠心病病人的常用药物有：①硝酸酯制剂，如硝酸甘油、硝酸异山梨酯、单硝酸异山梨酯等；②β 受体阻断药，如美托洛尔、比索洛尔等；③钙通道阻滞药，如维拉帕米、硝苯地平缓释制剂、地尔硫草等；④抗凝（栓）药，如阿司匹林、氯吡格雷、低分子量肝素等；⑤调血脂药，如洛伐他汀、辛伐他汀等，在用药过程中应严密监测转氨酶及肌酸激酶等生化指标；⑥血管紧张素 I 转化酶抑制药（ACEI），如卡托普利、依那普利等，血管紧张素 II 受体阻断药（ARB），如氯沙坦、缬沙坦等；⑦溶栓药，如链激酶、尿激酶等非特异性纤溶酶原激活剂，阿替普酶、瑞替普酶、兰替普酶等纤溶酶原激活剂。护理人员应向病人告知药物的用法和注意事项，提醒病人出院后须遵医嘱用药，不可擅自增减用量。

实训 1-1

护理冠心病合并心力衰竭的老年人

工作任务

你是心内科护理人员，今日接诊了一名老年人，具体情况如下：

王奶奶，85 岁。患高血压病 12 年，最高血压 160/90mmHg。10 年前因"急性 ST 段抬高型心肌梗死"，经皮冠脉介入治疗，置入支架 1 枚，并给予相应治疗。1 周前上呼吸道感染后，她自觉"心慌、气短"而来就诊，门诊以"心力衰竭"收住院。此次发病以来大小便正常，入睡困难，夜间易醒，醒后难入睡；否认有传染病、家族遗传病史。由门诊护理人员和家属使用平车转运至病区。

请你规范接诊老年人，并和你的团队紧急给予处理。

知识准备

护理冠心病合并心力衰竭的老年人知识点如图所示。

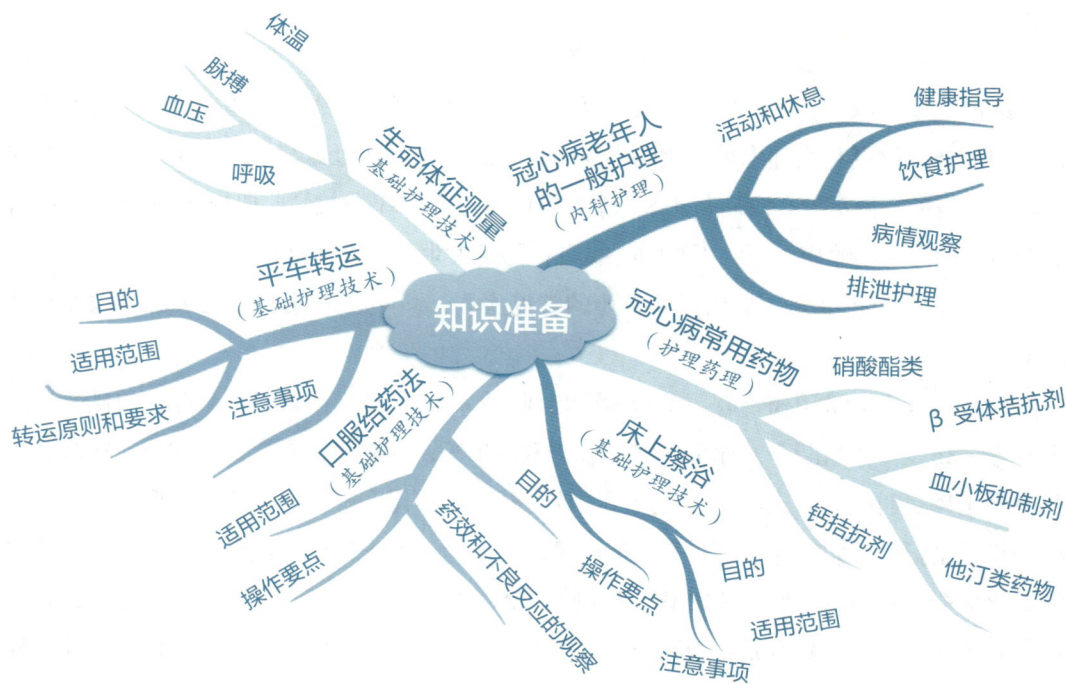

✧ 技能准备

本次实训任务中，用到的护理操作有平车转运、生命体征测量、口服给药法、床上协助排便排尿、床上擦浴等。

✨ 心理准备

在本次实训任务中，老年人由于刚刚入院，对陌生的医院环境感到无助和无所适从，护理人员要以主动、热情的态度接诊老年人；老年人有心肌梗死病史，害怕复发或者猝死，护理人员要鼓励、安慰老年人，及时告知疾病信息，解除老年人焦虑、害怕等不良情绪；老年人不习惯床上排泄，护理人员应详细告知床上排泄的必要性，同时通过遮挡屏风等方式创建具有私密性的排泄环境，帮助老年人进行床上排泄。

◯ 实训过程

● 实训情境

王奶奶由门诊护理人员和家属使用平车转运至病区。住院后测量生命体征、复查心电图；遵医嘱，给予口服阿司匹林肠溶片 100mg 每日 1 次、硫酸氢氯吡格雷片 75mg 每日 1 次、呋塞米片 20mg 每日 1 次、替米沙坦片 40mg 每日 1 次等药物治疗。服药后 1h，老年人欲下床排便。治疗 1 周后，病情稳定，老年人想擦洗全身。

主要检查结果：体温 36.8℃，脉搏 80 次 /min，呼吸 18 次 /min，血压 130/86mmHg。颈静脉无充盈，双下肢稍有水肿；两下肺可闻及湿啰音；叩诊心界不大，听诊心脏无杂音。B 超显示心脏形态正常。心电图显示：陈旧性心肌梗死，心功能 Ⅱ 级。血脂：甘油三酯（TG）0.96mmol/L，总胆固醇（TC）3.21mmol/L，高密度脂蛋白（HDL）1.15mmol/L，低密度脂蛋白（LDL）1.88mmol/L。心肌酶学指标：血清心肌坏死标志物（TNI）< 0.001mg/L，肌酸激酶同工酶（CK-MB）< 2.0mg/L。

● 实训流程及评分标准

项目	实训流程	分值	得分
实训内容	1. 接诊老年人	5	
	2. 使用平车转运老年人至病房	15	
	3. 完成入院心功能评估	5	
	4. 测量生命体征	10	
	5. 协助完成床旁心电图测量	8	
	6. 遵医嘱给予口服药，观察药效和不良反应	15	
	7. 给予便盆，协助完成床上排便和排尿	15	
	8. 床上擦浴	20	

续表

项目	实训流程	分值	得分
整体评价	1. 操作规范、动作熟练	2	
	2. 沟通有效，态度和蔼	3	
	3. 工作安排合理有效，小组协作有力	2	
总分		100	

• SP（模拟病人）互动建议

模拟老年人按照任务案例还原场景，配合完成上述实训内容，可在实训过程中进行以下互动：

互动时机	互动模拟要点
护理人员走近打招呼	老年人微微睁眼，呻吟，表示想起床
	老年人微微睁眼，表情冷漠，静卧不动
护理人员提出使用平车转运	老年人点头表示接受
	老年人摇头表示不愿躺在平车上
护理人员开始询问病史	老年人表示因为年龄大，记不准病程时间、诱发因素、常用药物等
护理人员进行生命体征测量	老年人表示在家测过血压，也不发热，不愿再次测量
护理人员询问平时生活习惯	老年人表示和疾病不相关，不愿回答
护理人员对老年人进行健康教育	老年人表示害怕病情加重，要求住重症监护病房
护理人员为老年人进行床上擦浴	老年人提出想盆浴，泡久一些

• 沟通示例

1. 为老年人进行心功能评估　"王奶奶，看您的病历，您患有高血压、冠心病12年了，我给您评估一下心脏功能。请问您走路多了心慌吗？走多远开始心慌的？那您平时穿衣、洗漱有没有心慌气短？能自己上一层楼梯吗？上楼过程中有没有不舒服的感觉？有的话停下来休息多久症状能消失？我再来给您测一下生命体征，一会儿做个心电图复查一下，好吗？"

2. 向老年人解释阿司匹林肠溶片服药时间　"王奶奶，这是您的药，白色的这片是阿司匹林肠溶片，我给您讲一下这个药的服药时间。这种药是肠溶片，要在饭前半小时吃。因为它只会在小肠内溶解，饭前先把药吃上，这样在吃饭的时候阿司匹林就已经进入肠道了，在进食的时候消化液分泌增多，阿司匹林就容易溶解吸收，能提高阿司匹林的药效，同时也能减少对胃黏膜的刺激。奶奶，我说清楚了吗？"

　　3．说服老年人床上排便排尿　"王奶奶，您想排便吗？我把床头摇起来些，您在床上排便，好吗？因为您目前心脏不太好，走到卫生间上厕所很危险，为了安全，需要在床上排便。您别担心，我给您拉上屏风，旁边陪床的家属已经让他离开病房了。我帮你脱下裤子。奶奶，腹部不要用力，血压容易升高。我给您揉揉肚子，排便会顺利一些，不舒服您就说。您也不要担心有味道，等会开窗通风，气味很快就散去了。"

● **重点项目操作流程及规范**

		平车转运
准备	环境：环境宽敞，地面平坦，无障碍物，便于操作	
	用物：平车（车上置垫单和枕头）、带套的毛毯或棉被、过床板等。若为颈椎、腰椎骨折或病情较重的老年人，应备帆布中单或布中单；若为骨折老年人，应有木板垫于平车上，并将骨折部位固定稳妥	
	护理人员：着装整洁，洗手，向老年人做好解释并征得同意	
	老年人：了解平车的作用、搬运方法及配合要点，并愿意配合	
操作流程及规范	检查平车	仔细检查平车性能，将平车推至老年人床旁
	与老年人沟通	向老年人解释操作的目的、方法和配合要点
	床至平车转移	移开床旁桌椅，将各种导管妥善放置，避免脱落、受压或液体逆流
		视老年人病情放平床头，枕头横立于床头
		放下平车床栏，将平车推至床旁，并紧靠床边，使平车与床处于同一平面，固定平车
		二人分别站于床（A护理人员）与平车（B护理人员）的两侧，A护理人员揭开盖被，协助老年人穿衣，协助老年人将上肢交叉于胸前
		A护理人员两手各扶住老年人的肩和臀部，协助老年人向近侧翻身30°；B护理人员将过床板平放在老年人身下1/4或1/3处
		A护理人员放平老年人，托住其近侧肩部和臀部向上45°左右用力慢慢向前推。B护理人员同时托住老年人近侧肩部和臀部，轻拉老年人
		当老年人完全转移到平车上时，B护理人员扶住老年人对侧肩部和臀部将老年人向近侧翻身，A护理人员将过床板取出
		检查各个管道，妥善安置
		协助老年人取舒适卧位，盖好被子，注意保暖，拉上床栏，告知注意事项
整体评价	操作规范、熟练、轻柔、节力省力	
	态度端正，尊重关爱老年人	
	沟通良好	

生命体征测量

准备		环境：病室整洁、宽敞、光线明亮、温湿度适宜
		用物：治疗车、治疗盘、秒表、记录本、笔、弯盘、血压计、听诊器、棉签、消毒纱布、容器 2 个（一个盛放已消毒的体温计、另一个盛放消毒液）、免洗手消毒液、生活 / 医用垃圾袋
		护理人员：衣帽整洁，修剪指甲，洗手，戴口罩
		老年人：体位舒适，情绪稳定，测量前 30min 无剧烈运动、进食、洗澡、灌肠等影响生命体征的因素；对生命体征测量的认知良好，愿意配合
操作流程及规范		洗手，检查体温计是否完好，将水银柱甩至 35℃ 以下
		检查血压计，袖带宽窄是否合适，水银是否充足，玻璃管有无裂缝，玻璃管上端是否与大气相通，橡胶管和输气管是否漏气，听诊器是否完好
		将物品合理摆放，携用物至老年人床旁
		核对老年人信息，解释目的，评估指导老年人
		协助老年人取坐位或仰卧位
	测腋温	解开老年人衣领，用纱布擦干腋下汗液，将体温计水银端放于腋窝处并紧贴皮肤，协助老年人屈臂过胸夹紧体温计，测量时间 10min
	测量脉搏	指导老年人手臂放在舒适位置，腕部伸展，护理人员以食指、中指、无名指指端按压桡动脉表面，压力大小以能清楚触及脉搏搏动为宜，脉搏正常者测量 30s，所得数值乘以 2；脉搏异常、病情危重老年人测量 1min；脉搏短绌老年人应由 2 名护理人员同时测量
	测量呼吸	保持诊脉手势，观察老年人胸或腹起伏，一起一伏为一次，正常值者计数 30s，所得数值乘以 2，同时观察呼吸节律、性质、声音、深浅、有无特殊气味，呼吸运动是否对称等；呼吸微弱、频率异常、危重者可用少许棉絮置于鼻孔前，观察棉絮被吹动的次数，计时 1min
	测量血压	协助老年人卷袖露臂，肘部伸直，掌心朝上（坐位时肱动脉平第 4 肋软骨；仰卧位时肱动脉平腋中线） 放平血压计，驱尽袖带内的空气，袖带平整缠于上臂中部，下缘距肘窝上 2 ~ 3cm，松紧能插入一指为宜 打开水银槽开关，戴好听诊器，将听诊器胸件放在肱动脉搏动最明显处固定，关闭输气球的气门，充气至动脉搏动音消失，再加压 20 ~ 30mmHg，平视血压值，放气，使汞柱以 4mmHg/s 的速度缓慢下降，听到第 1 次搏动音汞柱所指刻度为收缩压，继续放气听到搏动音突然减弱或消失，汞柱所指刻度为舒张压 取下袖带，放下老年人衣袖，驱尽空气，袖带叠平整后放入盒内 血压计向右倾斜 45°，水银全部流回槽内，关闭水银槽开关，盖好血压计盒盖
	整理与记录	将测得体温、脉搏、呼吸、血压数值记录在记录本上
整体评价		流程正确、操作规范、熟练
		语言恰当、指导正确
		态度和蔼，沟通自然

口服给药

准备	环境：病室整洁、安全、舒适	
	用物：发药车、药物、药杯、水杯、吸管、温开水、服药单、洗手液	
	护理人员：着装整洁、洗手、戴口罩	
	老年人：了解所用药物的目的、方法、注意事项和配合要点	
操作流程及规范	携用物至床旁，查对老年人	
	询问老年人卧位是否舒适，体位是否安全、稳固，查看床单位周围的安全状况	
	核对医嘱，检查药品质量，携用物至老年人床旁	
	核对老年人姓名，向老年人解释（服药时间、药物、服用方法，可能出现的副作用及应对方法）	
	协助老年人取坐位或半坐卧位	
	协助服药，确认是否吞服	能自理的老年人：协助老年人先喝一口温水，将药放入口中，再喝水约 100ml，将药物咽下
		不能自理的老年人：协助老年人用吸管或汤匙喝水，将药置于老年人口内，再给水将药吞下
		鼻饲老年人：将药片研碎，加水溶解后用注射器从鼻胃管内注入，再注入少量温开水将胃管内药物冲入胃内
	协助老年人擦净口周围，取舒适的体位	
	再次查对所服药物是否正确，记录	
	整理用物，将物品放回原处	
	洗净药杯	
	洗手	
	拉起床栏，告知老年人及家属注意事项	
	再次查对老年人，记录老年人服药情况	
整体评价	关爱老年人，护患沟通有效	
	操作规范、动作轻柔	
	床单位整洁，老年人舒适	
	用物齐备，处理规范	

床上协助排便排尿

准备	环境：清洁、安静、安全、隐蔽
	用物：便盆（加温后或加垫子）、尿壶（男性）、橡胶单或一次性护理垫、卫生纸、屏风，必要时备水盆、毛巾
	护理人员：服装整洁、温暖双手
	老年人：了解操作目的及配合要点

续表

操作流程及规范	协助平卧	护理人员关闭门窗，必要时遮挡屏风或拉隔帘，轻轻掀开下身盖被，协助老年人取仰卧位
	铺橡胶单	一手托起年人的臀部，另一手将橡胶单（或一次性护理垫）垫于老年人腰及臀部下
	脱裤	脱裤子至膝部，将老年人两腿屈膝（肢体活动障碍者用软枕垫于膝下）
	放置便盆	一手托起老年人的臀部，臀部抬高 20～30cm，另一手将便盆放置于老年人的臀下（开口向足部），腰部不能抬起的老年人，应先协助老年人取侧卧位，腰部放软枕，将便盆扣于臀部，再协助老年人平卧，调整便盆位置
	取出便盆	老年人自己借助身旁扶托物支撑身体（或护理人员协助老年人）起身
	擦肛门	为老年人擦净肛门（将卫生纸在手上绕三层左右，把手绕至臀部后，从前至后擦肛门，污物较多者反复擦 2～3 次
	清洗	用温水清洗肛门，擦干。护理人员协助老年人穿好衣裤
	整理与记录	护理人员开窗通风，倾倒粪便或尿液，清洗便器 协助老年人洗手，护理人员洗手 记录排泄的次数、量、颜色
整体评价		关爱老年人，护患沟通有效
		动作轻柔，操作规范
		床单位整洁，老年人舒适

床上擦浴

准备		环境：关闭门窗，调节室温 24℃以上，屏风遮挡或拉上围帘
		用物：毛巾、浴巾 2 条、浴液、洗发液、清洁衣裤、梳子、指甲剪、按摩油（膏）、护肤用品；盆 3 个、水壶（盛热水，按年龄、季节、个人习惯调节水温）；清洁被单、手消毒液、必要时备吹风机；床上排便排尿用物；污水桶
		护理人员：着装整洁，修剪指甲，洗手，戴口罩
		老年人：床上排便后平卧于床上
操作流程及规范	评估	评估老年人身体状况、疾病情况，是否适宜床上擦浴
	沟通	向老年人解释操作目的及注意事项，征得老年人同意
	擦浴前准备	放平床头、床尾支架，放下床栏，松开床尾盖被；调节水温（老年人年龄、季节和个人习惯调节）；将脸盆放于床旁桌上，倒入 2/3 的热水
	擦洗面部	将潮湿小毛巾叠成手套状为老年人擦洗脸及颈部；擦洗眼部：由内眦到外眦，擦完一侧再擦另一侧；擦洗脸、颈部：擦洗顺序为前额、颊部、鼻翼、人中、下颌、耳后、颈部；同法擦另一侧
	擦洗上肢	为老年人脱下上衣，将浴巾铺于一侧手臂下面；先用涂浴液的小毛巾擦洗，再用湿毛巾拭去浴液，直至无浴液为止，最后用大浴巾边按摩边擦干；协助老年人将手浸入脸盆中，洗净并擦干；同法擦另一侧
	擦洗胸腹	换水测试水温，将大毛巾铺于胸腹部；先擦胸部，再擦腹部；擦洗方法同上肢；腹部以脐为中心，沿结肠走向擦洗
	擦洗背部	翻身侧卧，依次擦洗后颈、背部、臀部
	更衣平卧	换上清洁上衣，协助老年人平卧

续表

操作流程及规范	擦洗下肢	换水测试水温，脱下老年人裤子，并用毛巾覆盖；将浴巾铺于擦洗部位下面；露出近侧下肢，依次擦洗踝部、小腿、膝部、大腿、髋部，洗净后彻底擦干；同法擦另一侧
	清洁双足	铺好浴巾，将足盆移至老年人足下；老年人屈膝，将双足同时或先后移入盆内，清洁双足及足趾；取走足盆，双足放于浴巾上，擦干
	清洗会阴	换水、盆和毛巾，协助患者清洗会阴；不能自行清洗者由护理人员完成
	穿裤梳发	换上清洁裤子，根据需要修剪指（趾）甲；梳发
	整理与记录	整理床单位，清洁用物，必要时更换床单；洗手，记录
整体评价	关爱老年人，护患沟通有效	
	动作轻柔，操作规范	
	床单位整洁，老年人舒适	
	用物齐备，处理规范	

实训 1-2

抢救冠心病合并心律失常的老年人

工作任务

你是急诊科护理人员。2 床赵爷爷，60 岁。入院前 3 天，活动后出现胸痛不适，休息后可缓解，症状反复发作，当时无发热、头晕、头痛，无腹痛、恶心、呕吐。1 小时前，赵爷爷感胸痛再发，性质同前，程度剧烈，自觉濒死感，面色苍白、大汗淋漓，胸闷气短，呼吸困难，伴恶心、咳嗽、咳痰，休息和舌下含化硝酸甘油不能缓解，120 急诊入院。入院后启用绿色通道，经专家会诊并进行急诊 PCI 术。

医生初步诊断为广泛性前壁心肌梗死，请你和你的团队给予紧急处理。

知识准备

抢救冠心病合并心律失常的老年人知识点如图所示。

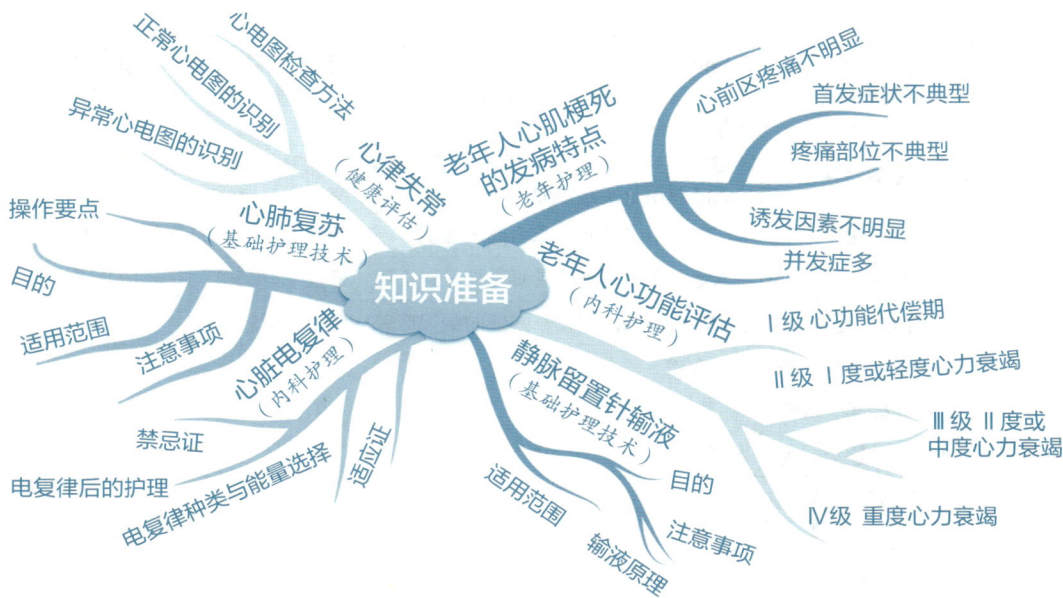

知识准备思维导图，包含以下分支：

- 健康评估
  - 老年人心肌梗死的发病特点（老年护理）
    - 心前区疼痛不明显
    - 首发症状不典型
    - 疼痛部位不典型
    - 诱发因素不明显
    - 并发症多
  - 心律失常
    - 心电图检查方法
    - 正常心电图的识别
    - 异常心电图的识别
- 基础护理技术
  - 心肺复苏
    - 操作要点
    - 目的
    - 适用范围
    - 注意事项
- 内科护理
  - 心脏电复律
    - 禁忌证
    - 电复律后的护理
    - 电复律种类与能量选择
    - 适应证
  - 老年人心功能评估
    - Ⅰ级 心功能代偿期
    - Ⅱ级 Ⅰ度或轻度心力衰竭
    - Ⅲ级 Ⅱ度或中度心力衰竭
    - Ⅳ级 重度心力衰竭
- 基础护理技术
  - 静脉留置针输液
    - 目的
    - 注意事项
    - 适用范围
    - 输液原理

技能准备

本次实训任务中，用到的护理操作有生命体征测量、意识状态评估、瞳孔观察、氧气吸入、心肺复苏、心电监护、电除颤、静脉留置针输液。

心理准备

本次实训任务中，老年人病情变化突然，若出现意识丧失、呼吸停止等症状可能会使家属产生紧张、恐惧的心情。护理人员应迅速告知医生，有条不紊地配合抢救。同时，护理人员要体谅家属心情，及时给予解释和安慰。

实训过程

实训情境

赵爷爷既往有心绞痛病史 5 年，患病后由老伴照顾，间断服用银丹心泰滴丸治疗。今晨就餐后出现腹痛、恶心、心慌、胸闷、呼吸急促症状，左侧肩背部疼痛；服用硝酸甘油后不能缓解，120 急诊入院；入院后急查心电图、超声心动图和心肌酶学检查。拟定闭塞病变处置入支架，完善术前检查，采集血标本时突然出现意识丧失、呼吸、心搏骤停。否认有糖尿病、脑梗死病史；吸烟史 20 年，20~40 支/天；饮酒史 20 年，每日 2 两左右；无药物、食物及其他过敏；否认有家族遗传性疾病史。

T36℃，R24 次/min，P112 次/min，BP180/110mmHg，SpO$_2$95%。颈软，颈静脉稍充盈。双肺呼吸音清，未闻及干湿啰音；心率 112 次/min，心律不齐，未闻及病理性杂音。腹软，肝脾未触及，肝颈回流征（-），双肾区无叩痛。检查显示：心电图 V$_1$~V$_5$ 导联弓背向上抬高。血常规、尿常规、血凝检查无明显异常；总蛋白 65g/L，白蛋白 37.3g/L，乳酸 2.6mmol/L，肌钙蛋白 I 0.675ng/ml。

- ● 实训流程及评分标准

项目	实训流程	分值	得分
实训内容	1. 备好抢救物品	5	
	2. 判断老年人意识、瞳孔变化	5	
	3. 实施单人徒手心肺复苏	15	
	4. 遵医嘱氧气吸入，流量 4L/min	10	
	5. 测量生命体征	5	
	6. 复述并执行口头医嘱，心电监护	15	
	7. 严密观察病情，识别异常心律（心室颤动），进行非同步电复律	10	
	8. 开放静脉通路	20	
	9. 观察意识、尿量、遵医嘱用药，随时做好记录	5	
整体评价	1. 操作规范、动作熟练	2	
	2. 配合默契，处置正确	3	
	3. 抢救现场用物摆放合理，物品处理得当	2	
	4. 工作安排合理有效	3	
总分		100	

- ● SP 互动建议

模拟老年人按照任务案例还原场景，配合完成上述实训内容，可在实训过程中进行以下互动：

互动时机	互动模拟要点
护理人员呼喊老年人	老年人无反应
护理人员在连接心电监护仪器各个导联线路	老年人表示不愿意解开衣扣
护理人员调节心电监护仪参数	老年人表示声音刺耳，不能接受
护理人员调节心电监护仪器测量血压	老年人做出痛苦表情，要去掉袖带
护理人员进行电除颤	家属不能接受，要求停止抢救
护理人员选择血管建立静脉通路，穿刺失败	老年人和家属要求更换穿刺护士
护理人员为老年人进行健康教育	老年人表示担心疾病预后

- ● 沟通示例

1. 解释心电监护的目的　"赵爷爷，我现在遵医嘱要为你进行连续的心电监测，主要是为了观察您的心率、心律、血压及血氧饱和度的变化，发现问题好及时处理。这项操作只是将几个电极片贴在您的胸前，没有什么痛苦，请您不要紧张，配合一下，好吗？操作前先让我看一下您胸前区的皮肤情况。您的皮肤没有破损。您安置心脏起搏器了吗？再让我看一下您胳膊和双手，嗯，您上臂皮肤很完整，指甲清洁，没有灰指甲，双手也很温暖。请活动一下您的上肢，上肢活动良好，待会儿就在您右上肢为您测量血压，左手监测血氧饱和度，您看行吗？那请您稍等，我去准备用物，尽快为您操作，谢谢您的配合。"

2．**电除颤术前谈话** "您是赵爷爷家属吗？请问您与赵爷爷之间是什么关系？父子关系，好的。您父亲在心电监护过程中发现室颤，马上要进行心脏电除颤，现将操作过程中可能产生的并发症与您说明，请您慎重考虑是否愿意承担由于疾病本身或现有医疗技术所限而导致的并发症及意外情况，并全权负责签字。您如果同意，请签这里，好的，谢谢，我们马上为赵爷爷进行电除颤。"

- ● **重点项目操作流程及规范**

心肺复苏术

	环境评估	确保现场对施救者和老年人均是安全的
	判断呼救	检查老年人有无反应 检查有无呼吸（终末叹气应视为无呼吸），并同时检查脉搏，5～10s 完成 确认老年人意识丧失，立即呼叫，启动应急反应系统 取得 AED 及急救设备（或请旁人帮忙获得）
	安置体位	确保老年人仰卧在坚固的平坦表面上；去枕，头、颈、躯干在同一轴线上；双手放于两侧，身体无扭曲
操作流程及规范	心脏按压	解开衣领、腰带，暴露胸腹部 按压部位：胸部中央，胸骨下半部 按压方法：手掌根部重叠，手指翘起，两臂伸直，使双肩位于双手的正上方，垂直向下用力快速按压 按压深度：5～6cm 按压速率：100～120 次 /min 胸廓回弹：每次按压后使胸廓充分回弹（按压时间与放松时间比为 1：1） 尽量不要中断按压：中断时间控制在 10s 内
	开放气道	清理呼吸道分泌物，取下活动义齿 仰头抬颌法充分开放气道（怀疑老年人头部或颈部损伤时使用推举下颌法）
	人工呼吸	立即给予人工呼吸 2 次 送气时捏住老年人鼻子，呼气时松开，送气时间为 1s，见明显的胸廓隆起即可 施以人工呼吸时应产生明显的胸廓隆起，避免过度通气 吹气时观察胸廓情况 按压与人工呼吸之比 30：2，连续 5 个循环
	判断复苏效果	操作 5 个循环后，判断并报告复苏效果 颈动脉恢复搏动；自主呼吸恢复；散大的瞳孔缩小，对光反射存在；收缩压大于60mmHg（体现测血压动作）；昏迷变浅，出现反射、挣扎或躁动

续表

整体评价	程序正确，操作规范，动作熟练	
	用物准备齐全，按时完成	
	注意保护老年人隐私	
	态度和蔼，自然真切	
	护患沟通有效、充分体现人文关怀	

心电监护技术

准备	环境：周围环境有无电磁波干扰	
	用物：心电监护仪、电极片、酒精棉片/棉球、记录单、笔	
	护理人员：着装整洁、修剪指甲、不携带电子产品	
	老年人：了解操作目的及配合要点，不携带电子产品	
操作流程及规范	连接心电监护仪	连接监护仪电源，打开主机开关，检查监护仪功能是否完好；连接心电导联，五个电极连接正确；连接血氧饱和度插件；连接血压计袖带
	心电监测	暴露胸部，正确定位，清洁皮肤 右上（RA）：胸骨右缘锁骨中线第1肋间 左上（LA）：胸骨左缘锁骨中线第1肋间 右下（RL）：右锁骨中线剑突水平处 左下（LL）：左锁骨中线剑突水平处 胸导（C）：胸骨左缘第四肋间
	SpO_2 监测	将 SpO_2 传感器戴在与老年人血压计袖带相反肢体，并正确安放（红点照指甲）
	血压监测	被测肢体与心脏处于同一水平；伸肘并稍外展，将袖带平整地缠于上臂中部；袖带下缘应距肘窝2~3cm，松紧以能放入一指为宜；按测量键，设定测量间隔时间
	调节波形、设置参数	选择标准 II 导联，清晰显示 P 波，调节波形大小（口述）；打开报警系统，根据老年人情况，设定各报警上下限参数
	整理与记录	告知注意事项；在护理记录单上记录心率、SpO_2、呼吸、血压
	停止监测	向老年人解释，关闭监护仪；撤除 SpO_2 传感器，撤除血压计袖带；撤除心前区导联线、电极片；清洁皮肤，协助老年人穿好衣服，安置老年人于舒适体位；整理床单位，整理仪器，处理用物（按医用垃圾分类）；洗手
整体评价	操作规范，动作熟练	
	注意保护老年人隐私	
	用物准备齐全，按时完成	
	沟通有效，态度和蔼	

电除颤

准备	环境：安全、干燥、符合除颤要求	
	用物：除颤仪、导电糊、心电监护仪器、抢救药品	
	护理人员：操作流程、配合要点	
	老年人：仰卧于硬性绝缘物体表面，不与任何金属物体接触	

操作流程及规范	打开除颤器开关	准备除颤器时，持续 CPR，必要时，接通除颤器电源
	准备电极板	两个电极板涂上导电糊
	确定为"非同步"状态准备	选择单相波（先选择除颤仪上"导联"按钮）
	选择电量	首次充电 200J
	充电	按下"充电"按钮
	放置电极板于老年人胸前	充电完毕，停止 CPR，将两电极板分别放置于老年人右侧锁骨下区及左侧腋中线
		中心在左侧第 5 肋间
	观察心电波形	用力按压电极板使其紧贴老年人皮肤，并给予一定的压力。观察老年人心电波形，适合除颤
	清场	确保术者及其他人员与老年人身体、病床无接触
	按下"放下"按钮	除颤器放电后再放开按钮
	继续心肺复苏	继续胸外按压 5 个周期后再评估，决定是否再次除颤
整体评价	操作规范、动作熟练	
	沟通有效，态度和蔼	
	抢救现场用物摆放合理，用过的物品处理得当	

静脉留置针输液法

准备	环境：整洁、安静、安全、舒适、光线适中	
	用物：注射盘内备皮肤常规消毒液、无菌棉签、输液器、密闭式静脉留置针（直型）、输液贴、输液瓶贴、止血带、一次性治疗巾、小垫枕、血管钳、剪刀、弯盘；液体及药物（遵医嘱）、输液执行单、输液卡、手消毒液；医用垃圾桶、生活垃圾桶、锐器回收盒	
	护理人员：着装整洁，洗手，戴口罩	
	老年人：了解输液的目的、方法、注意事项及配合要点；排空大小便，取舒适卧位，清洁穿刺部位皮肤	
操作流程及规范	评估解释	核对老年人信息；向老年人解释输液目的并取得合作；评估老年人皮肤、血管、肢体活动情况；洗手、戴口罩
	核对检查	二人核对医嘱、输液卡和瓶贴；核对药液标签；检查药液质量；贴瓶贴
	准备药液	启瓶盖；两次消毒瓶塞至瓶颈；检查输液器包装、有效期与质量；将输液器针头插入瓶塞
	核对解释	备齐用物携至老年人床旁，核对老年人信息（床号、姓名、住院号），向老年人解释取得合作
	初步排气	关闭调节夹，旋紧头皮针连接处；再次检查药液质量后挂输液瓶挂于输液架上；检查并打开留置针包装，连接输液器，排空装置内气体，检查有无气泡
	皮肤消毒	协助老年人取舒适体位，垫小垫枕与治疗巾；选择静脉，扎止血带（距穿刺点上方 10cm）；消毒皮肤（直径大于 8cm；消毒 2 次）
	静脉穿刺	再次核对；去除针套，再次排气至有少量药液滴出；检查有无气泡，旋转松动外套管；固定血管，嘱老年人握拳，进针；见回血后，降低角度进针少许，将软管全部送入血管

续表

操作流程及规范	固定针头	穿刺成功后，松开止血带，打开调节器，嘱老年人松拳，撤出针芯；妥善固定，管道标签上注明置管日期、时间及签名
	调节滴速	根据老年人的年龄、病情和药物性质调节滴速；调节滴速时间至少15s，并报告滴速，要求实际调节滴数与报告一致；操作后核对老年人；告知注意事项
	整理与记录	安置老年人于安全舒适体位，放呼叫器于易于拿取处；整理床单位及用物，洗手；记录输液执行记录卡，15～30min巡视病房一次
	停止输液	核对解释；揭去敷贴，无菌干棉签轻压穿刺点上方，关闭调节夹，迅速拔出留置针；按压至无出血，并告知注意事项
	整理与记录	协助老年人取安全舒适体位，询问需要；清理治疗用物，分类放置
		洗手，记录输液结束时间及老年人反应
整体评价		按时完成、查对到位、无菌观念强
		注意保护老年人安全，做好自身职业防护
		操作规范、熟练
		沟通有效、充分体现人文关怀

实训 1-3

护理冠状动脉搭桥手术后的老年人

工作任务

你是心外科护理人员，今日接诊了一名老年人，具体情况如下：

张爷爷，70岁，退休职工。劳力性胸痛两年加重一个月入院。老年人自诉心前区呈绞窄样疼痛，起初常在劳累后发作，舌下含服硝酸甘油3～5min后有所缓解，近一个月来疼痛发作次数增多，与劳累无明显关系，休息或舌下含服硝酸甘油后疼痛能缓解，但所需时间延长。入院前一天，上述症状加重，伴随出汗、恶心，夜间胸闷、憋气，为进一步治疗入院。发病以来精神状态良好，睡眠稍差，二便正常，体重未见明显减轻。既往有高血压病史3年，最高200/110mmHg，口服"氨氯地平、美托洛尔"，维持血压（140～160）/（70～90）mmHg；无地方病或传染病史，无毒物、粉尘、放射性物质接触史；吸烟30年，20支/天；有高血压、糖尿病、冠心病家族史。入院诊断"冠心病不稳定型心绞痛，心功能Ⅲ级。高血压3级，极高危"。

📖 知识准备

护理冠状动脉搭桥手术后的老年人知识点如图所示。

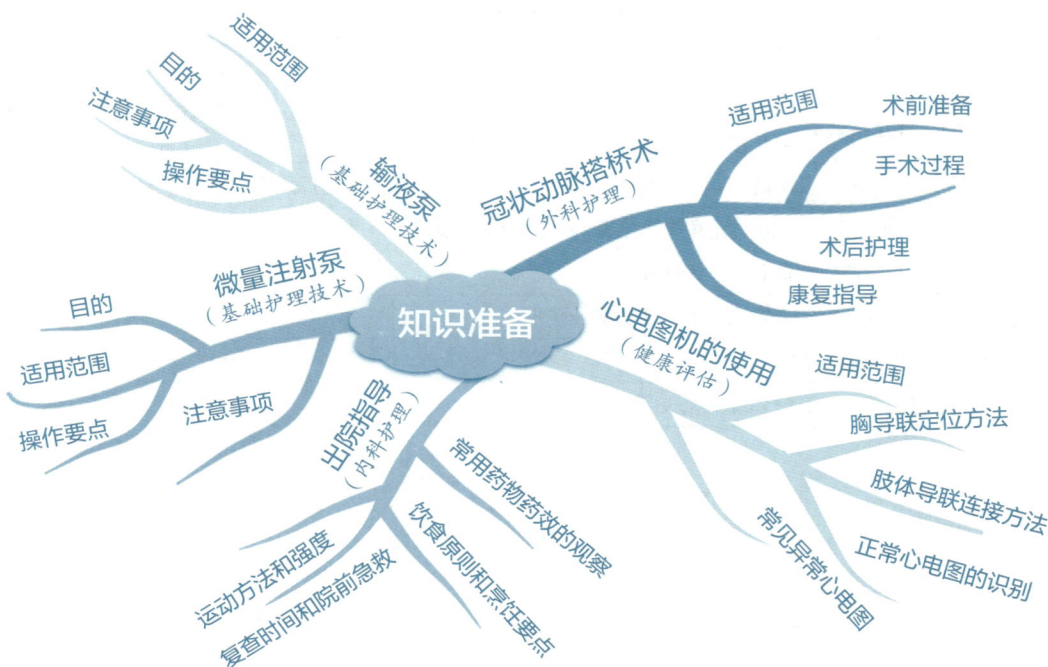

⸬ 技能准备

本次实训任务中，用到的护理操作有心电图机的使用、静脉留置针输液、输液泵的使用、微量注射泵的使用。

👤 心理准备

本次实训任务中，老年人有心绞痛发作的经历，对疼痛有亲身体验，全麻手术前，既有对手术成功的期待，但更多的是忐忑不安。护理人员和家属应共同努力，告知老年人疾病相关信息，增进老年人对手术的了解，引导老年人乐观地面对手术。

◯ 实训过程

● 实训情境

张爷爷在全麻体外循环下行冠状动脉前降支主动脉根部的搭桥术。术后第 3 天转至胸外科病房，遵医嘱床旁复查心电图；口服阿司匹林 100mg 每日一次、瑞舒伐他汀钙片 10mg 每晚一次、呋塞米 10mg 每日一次，用于抗血小板、稳定斑块、利尿；静脉留置针输液给予 5% 葡萄糖 100ml+ 左卡尼汀 2mg 每日一次，营养心肌；生理盐水补充电解质，维持静脉通路；硝酸甘油 30mg 加入 5% 葡萄糖稀释至 50ml 注射器内，微量注射泵遮光泵入，速度 1ml/h。术后一周，老年人伤口愈合良好，无渗血、渗液，无疼痛主诉，血压控制良好，给予出院指导。

入院检查：血压 165/111mmHg，患者长期口服降压药，但常漏服；体重 80kg；营养状况评估为超重；心电图显示窦性心律，ST 段压低，呈缺血性改变；冠状动脉造影结果提示冠状动脉前降支出两处狭窄，狭窄程度 75%；后降支中段狭窄 80%；白细胞 11×10^9/L，中性粒细胞百分比 80.3%，血红蛋白 106g/L。术后体温波动范围 36.0～38.1℃；心率 75～102 次/min；呼吸 18～20 次/min，机械通气术后 20h 脱机，拔出气管插管，鼻导管吸氧 3L/min；血压（76～160）/（30～80）mmHg；中心静脉压 5～12cmH$_2$O；心纵隔引流量 100～200ml，于术后 3 天拔除纵隔引流管。

● 实训流程及评分标准

项目	实训流程	分值	得分
实训内容	1. 备好抢救物品，判断老年人意识、瞳孔变化	5	
	2. 使用便盆完成床上排便、排尿	5	
	3. 配合医生完成床旁心电图检查	20	
	4. 输液泵维持静脉通路，调节输液速度为 50ml/h	20	
	5. 测量生命体征	5	
	6. 微量注射泵泵入硝酸甘油 1ml/h	20	
	7. 检查伤口情况，必要时换药	5	
	8. 给予出院指导	5	
	9. 观察意识、尿量、遵医嘱用药，随时做好记录	5	
整体评价	1. 操作规范、动作熟练	2	
	2. 配合默契，处置正确	3	
	3. 抢救现场用物摆放合理，物品处理得当	2	
	4. 工作安排合理有效	3	
总分		100	

● SP 互动建议

模拟老年人按照任务案例还原场景，配合完成上述实训内容，可在实训过程中进行以下互动：

互动时机	互动模拟要点
护理人员进行心电图检查	老年人表示入院检查过心电图，不愿重复做
护理人员在连接输液泵	老年人表示仪器设备没有使用的必要

续表

互动时机	互动模拟要点
护理人员调节输液泵参数	老年人表示输液滴速太慢，可以调快一些
护理人员安装注射泵	老年人担心针头太大，注射部位不能耐受
护理人员进行健康教育	老年人表示出院后想参加马拉松比赛

● 沟通示例

1. **解释心电图检查配合要点** "张爷爷，根据您的病情需要给您复查一下心电图以检查您的心脏状况。请您不要紧张，配合操作。我给您挽起衣袖和裤脚，露出胸前区，准备检查；给您安置电极，清洁皮肤有点凉，请谅解。您躺好，请不要活动，也不要说话，保持安静，结果才准确。张爷爷，您配合得很好，我取下电极，把心电图交给医生，呼叫器放你枕边了，有事您呼叫我。"

2. **解释微量注射泵使用的要点** "张爷爷，根据病情的需要，我要遵医嘱给您用微量注射泵泵入硝酸甘油。它能匀速缓慢给药，保证用药安全。我看一下您的留置针，等会我会将药液接到这个留置针上。接上微量注射泵后会影响您的活动，需要我协助您床上排便、排尿吗？不需要，好的。那我给您接上液体了，速度按医嘱调节好了，请您和家人不要动这个仪器上的按钮。这个注射器内的药物泵完，它会发出滴滴的报警声，您不用紧张，我会及时来处理的。"

3. **出院前饮食和运动指导** "张爷爷，今天就可以办理出院手续了，回家后您还是要注意身体，我这里有个宣传彩页，您看看，我给您说说出院后的注意事项。第一，饮食要清淡、低盐低脂肪、低胆固醇、高维生素、高纤维素饮食；多吃洋葱、大蒜、木耳、香菇等食物；牛奶、豆浆、鱼汤、燕窝等蛋白质含量高的食物可以促进术后伤口的愈合，您也可以多吃；做饭时，尽量蒸、煮、炖、焖食物，减少用油量。第二，您要注意维持正常体重，肥胖会增加心脏负担。第三，适量运动有助于降低血脂、扩张冠状动脉、改善心肌功能，提高心肌对缺氧的耐力，您可以打太极拳、散步、慢跑，但这些运动也要循序渐进，如果运动中出现胸闷、气促等症状要立即停止。爷爷，我说清楚了吗？"

● **重点项目操作流程及规范**

心电图机的使用

准备	环境：整洁、安静、安全、温湿度适宜；放置屏风；无电磁波干扰
	用物：导电糊或生理盐水纱布、棉签、弯盘、记录单、笔、心电图机及导联线、备用心电图纸
	护理人员：着装整洁，洗手，戴好口罩
	老年人：了解操作目的及配合要点

续表

操作流程 及规范	检查仪器设备	检查心电图机性能，连接各部件，校对标准电压和走纸速度
	与老年人沟通	向老年人解释操作的目的、方法和配合要点
	连接导联	协助老年人解开上衣，暴露胸部、手腕、脚踝处皮肤
		涂抹导电糊或生理盐水于胸部、手腕、脚踝
		按照标准依次连接肢体及胸部导联
		调整参数，指导老年人平静呼吸，制动
		确认导联无干扰、按"开始"键启动，描记心电图
		确认心电图记录完整，撤除老年人身上导联线
	整理与记录	用纱布擦净老年人皮肤，整理衣物；协助老年人取舒适卧位，整理床单位，处置用物
整体 评价	操作规范、熟练，保护老年人隐私	
	关爱老年人，老年人无不舒适感	
	沟通技巧使用恰当	

输液泵的使用

准备	环境：整洁、安静；安全，温湿度适宜	
	用物：静脉输液用物、5ml 注射器、输液泵、电源线、遵医嘱准备药物（5% 葡萄糖注射液体 250ml、硝酸甘油 5mg）	
	护理人员：着装整洁，洗手，戴好口罩	
	老年人：了解输液泵使用的目的、配合方法，排尽大小便	
操作流程 及规范	检查仪器设备	仔细检查输液泵性能
	与老年人沟通	向老年人解释操作的目的、方法和配合要点
	输液前	输液泵固定于输液架上，安装电源线
		双人核对药液，输液管排气
		按电源键开机、打开输液泵门，输液管置入输液泵管槽中，关输液泵门
		遵医嘱设定输液速度和输液量
	启动输液	按静脉输液方法进行穿刺
		再次核对床号、姓名、药名，确认输液泵设置无误，按输液泵"开始"键进行输液，用输液贴固定
	嘱咐观察	嘱咐老年人及家属不要随意搬动输液泵，不可自行调节输液泵的速度，输液泵报警时，及时与护理人员联系
		定期巡视，观察老年人反应，以及局部皮肤、血管状态、输液泵运行情况
	整理与记录	协助老年人取舒适卧位，放置呼叫器，再次核对，记录输液速度及量
	停止输液	按"停止"键，关闭调节器，打开输液泵门，从上到下取出输液管，按电源键关闭
		按压、拔针（留置针封管），整理用物，洗手并记录

续表

整体评价	操作规范、熟练、轻柔、节力
	关爱老年人，老年人无不舒适感
	沟通技巧使用恰当

微量注射泵的使用

准备	环境：整洁、安静；安全，温湿度适宜
	用物：50ml 注射器、延长管、固定夹、微量注射泵、电源线、遵医嘱准备药物、基础注射盘及消毒液、带盖方盘
	护理人员：着装整洁，洗手，戴好口罩
	老年人：了解微量注射泵使用的目的、配合方法，排尽大小便

操作流程及规范	检查仪器设备、药物	仔细检查微量泵性能；遵医嘱配好药液，将药液抽入 50ml 注射器中，放入带盖方盘中
	与老年人沟通	向老年人解释操作的目的、方法和配合要点；检测静脉通路
	固定连接	微量注射泵固定于输液架上，安装电源线
		接通电源，打开电源键，检查微量注射泵性能
		连接延长管，固定注射器于微量注射泵槽内，排气
		双人核对药液
		遵医嘱设定参数
		确定静脉通路通畅、消毒、连接
	启动观察	启动微量注射泵，观察微量注射泵工作状态
		再次核对床号、姓名、药名，观察老年人用药后反应
	嘱咐告知	嘱咐老年人及家属不要随意搬动微量注射泵，不可自行调节参数，微量注射泵报警时，及时与护理人员联系
		定期巡视，观察老年人反应以及局部皮肤、血管状态、微量注射泵运行情况
	整理与记录	协助老年人取舒适卧位，放置呼叫器，再次核对，记录
	输注完毕	再次核对，按"停止"键，关机，取下注射器和延长管；按压、拔针（留置针封管），整理用物，洗手并记录

整体评价	操作规范、熟练、轻柔、节力省力
	关爱老年人，老年人无不舒适感
	沟通技巧使用恰当

应用与拓展

案例分析

1. 李某，女，65 岁，今晨 5:00 睡眠中突发胸痛，20min 后由家属陪同就诊，诊断为急性冠脉综合征不稳定型心绞痛，5:30 收治入院。李某有高血压病史 15 年，间断服用降压药物，血压控制情况不详。

（1）急性冠脉综合征有哪几种类型，如何区别？如何判断不稳定型心绞痛的严重程度？

（2）若老年人病情稳定后准备出院，如何对该老年人做好健康指导？

2. 梁某，男，67 岁，因"反复发作心悸、胸闷，伴晕厥半年"入院。老年人半年前无明显诱因突发心悸、胸闷，曾晕厥一次，持续约 5s 后自行恢复，未予重视，一周前无明显诱因，再次感胸闷、心悸，且连续晕厥两次，持续 5～10s 后自行恢复。梁某否认有高血压，糖尿病，冠心病病史；吸烟 40 年，20 支 / 天，偶尔饮酒。

（1）导致该老年人反复晕厥发生的原因可能是什么？

（2）该老年人目前护理的重点是什么？

课后实践

1. 以小组为单位，绘制冠心病预防宣传海报。

2. 在周围社区为冠心病老年人测量血压，并进行冠心病并发症的预防宣传及健康指导。

（林　华　何文娟　魏花萍　鲁兴梅　徐明丽）

糖尿病老年人的护理

老年糖尿病是指患病年龄在 60 岁及以上的糖尿病（世界卫生组织界定 ≥ 65 岁）。糖尿病是一种体内胰岛素相对或绝对不足、靶细胞对胰岛素敏感性降低而引起的糖、脂肪和蛋白质代谢紊乱，以慢性血糖水平增高为特征的代谢异常综合征。老年糖尿病多为 2 型糖尿病。主要特点是高血糖和糖尿。临床表现为多饮、多食、多尿和体重减轻（"三多一少"）；脂肪过度分解可继发酮症酸中毒；糖和脂类代谢异常导致患者从毛细血管到大、中动脉出现不同程度的增生、纤维化和硬化的病理改变，继发相应的组织器官缺血、功能障碍和形态结构的改变，如肾动脉硬化和弥漫性、结节性肾小球硬化，视网膜出血和增生性病变，周围神经缺血性损伤引起肢体麻木、疼痛、感觉丧失和肌肉麻痹，脑细胞广泛变性等病变。

我国老年糖尿病患病率高达 22.86%，约占糖尿病总人数的 40%。老年糖尿病人容易发生低血糖、视网膜病变、肾病、脑和周围神经病变、脑血管卒中和心脏病等并发症，面临着较高的死亡风险。全面认识糖尿病，对患者进行科学、专业的护理极为重要。

治疗糖尿病的常用药物：①胰岛素，目前常用制剂为人胰岛素和胰岛素类似物，护理人员应掌握正确的胰岛素注射技术以保证治疗效果，熟悉各种胰岛素的名称、剂型及作用特点、保存方法，注意注射部位的选择与轮换。②口服降血糖药物，磺酰脲类，如格列本脲、格列齐特等，于早餐前半小时服用；双胍类，如二甲双胍、格华止，餐中或餐后服药；α－糖苷酶抑制药，如阿卡波糖、伏格列波糖，应与第一口淀粉类食物同时嚼服；噻唑烷二酮类药物，如罗格列酮、吡格列酮，用药期间应密切观察有无水肿、体重增加。用药期间应注意监测药物疗效、不良反应及药物间的相互作用。

实训 2-1

护理糖尿病合并低血糖昏迷的老年人

工作任务

你是急诊科的护理人员，今日接诊了一名老年人，具体情况如下：

白爷爷，70 岁，因"突发意识丧失"急诊入院。白爷爷已经患有糖尿病 6 年，平时非常自律，坚持"管住嘴、迈开腿"，并且严格遵守医嘱用药，血糖一直控制得很好。这天，白爷爷在公园锻炼时突然头晕、眼前模糊，接着晕倒在地，意识不清。同行人员赶紧把白爷爷送到医院，白爷爷的老伴也闻讯赶来。

白爷爷出现了什么情况？请你和你的团队紧急给予处理。

知识准备

护理糖尿病合并低血糖昏迷老年人的知识点如图所示。

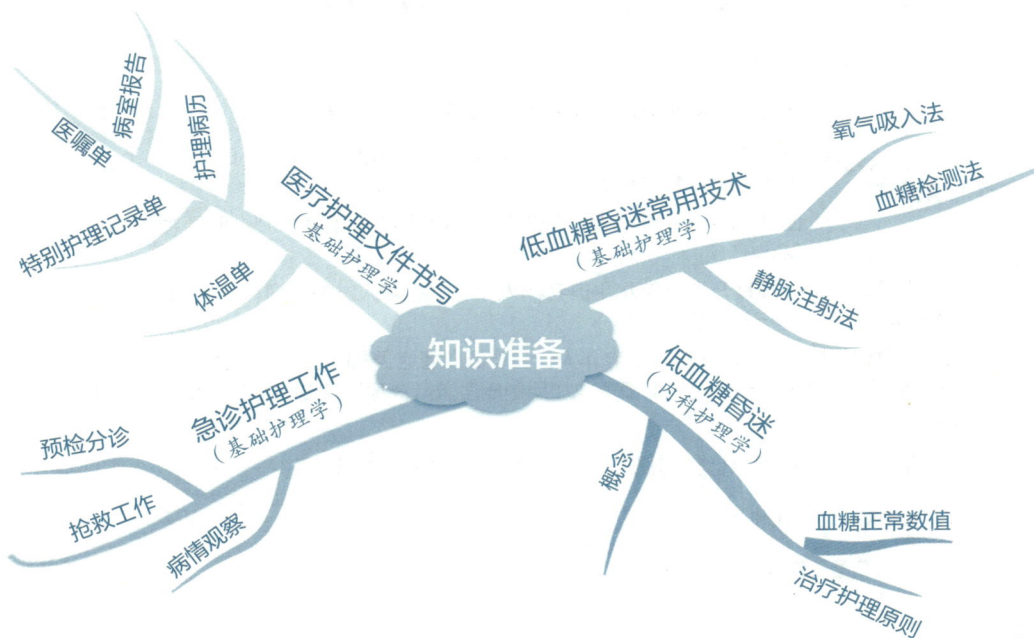

技能准备

本次实训任务中，主要用到的护理操作有急诊入院护理、氧气吸入法、静脉注射法、血糖监测法、医疗护理文件书写等技术。

⚕ 心理准备

本次实训任务中，老年人由于突发血糖过低导致晕厥而入院，其家属可能存在焦虑、应激、恐惧心理。护理人员在迅速、规范配合医生进行急救的同时，要采取恰当的沟通方法和技巧，给予老年人家属支持和帮助，安抚好家属的情绪。

◑ 实训过程

● 实训情境

急诊科病房，一名老年男性躺在平车上由护理人员推入急诊科，陪同的老伴焦急不安。急诊科医生和护理人员迅速接诊老年人。

相关检查结果如下：老年人意识模糊，体温 35.9℃，脉搏 118 次 /min，呼吸 26 次 /min，血压 140/95mmHg，末梢血糖值 1.7mmol/L。

● 实训流程及评分标准

项目	实训流程		分值	得分
实训内容	1. 老年人意识障碍，遵医嘱给予 50% 葡萄糖液 20ml 静脉注射		10	
	2. 测量生命体征，每 15min 监测血糖 1 次		10	
	3. 正确处理血糖异常	血糖 ≤ 3.9mmol/L，遵医嘱给予口服 15g 葡萄糖	10	
		血糖在 3.9mmol/L 以上，但距离下一次就餐时间在 1 小时以上，遵医嘱给予含淀粉或蛋白质食物	10	
		血糖仍 ≤ 3.0mmol/L，遵医嘱继续给予静脉注射 50% 葡萄糖 60ml	10	
	4. 对意识恢复、血糖升至正常水平的老年人，了解老年人发生低血糖的原因，对老年人及家属进行健康教育		10	
	5. 对意识未恢复、血糖未达标的老年人，注意低血糖症诱发的心、脑血管疾病；同时静脉注射 5% 或 10% 的葡萄糖或加用糖皮质激素。意识恢复后至少监测血糖 24 ～ 48h		10	
	6. 整理床单位，介绍病房环境及设施；准备垫枕、防跌倒牌等物品		10	
	7. 洗手、记录医疗护理文件		10	
整体评价	1. 抢救准备工作操作规范、动作熟练		4	
	2. 沟通有效，态度和蔼		4	
	3. 工作安排合理有效，团队协作有效		2	
总分			100	

- **SP 互动建议**：模拟病人按照任务案例还原场景，配合完成上述实训内容，可在实训过程中进行以下互动：

互动时机	互动模拟要点
护理人员测量血糖	家属询问为什么老年人的血糖会这么低
护理人员测量生命体征后	家属询问老年人的生命体征是否正常
护理人员对老年人进行健康教育	家属询问应该准备些什么糖果装在身上

- **沟通示例**

1. **指导如何预防低血糖发生**　"奶奶，您好！爷爷刚刚发生了低血糖昏迷，还好送医及时，现在病情已经平稳了。您和家人平时一定要注意监测爷爷的血糖，胰岛素注射中最需要关注的就是低血糖问题，老年人的血糖如果低于 < 4mmol/L 时尤其要注意，一次严重的低血糖可能引起严重后果。爷爷平时出门要带糖果、饼干等含糖食物。如果出现冷汗、饥饿、心慌、颤抖、面色苍白、精神不集中、说话不清楚、头晕、爱睡觉、躁动等情况，要及时补充糖分，补糖时记住"双十五"原则，即含 15g 糖后原地休息 15min。奶奶，我说明白了吗？"

2. **解释不能超量使用胰岛素的原因**　"奶奶，您好！您刚说的吃多了糖，就多打点胰岛素是不对的，这是很大的一个误区。过多的葡萄糖没有被消耗，只能被转化为脂肪在体内大量堆积，造成肥胖，而肥胖进一步带来血糖增高。所以要严格按照医嘱使用胰岛素。"

- **重点项目操作流程及规范**

<table>
<tr><th colspan="2">静脉注射</th></tr>
<tr><td rowspan="3">准备</td><td>环境：安静、整洁、光线充足，符合无菌操作的基本要求</td></tr>
<tr><td>用物：基础注射盘、注射器（根据药量而定）、6～9 号针头或头皮针、止血带、小垫枕、治疗巾、注射卡及药液、手消毒液，必要时备输液胶贴</td></tr>
<tr><td>护理人员：衣帽整洁，修剪指甲，洗手，戴口罩</td></tr>
<tr><td rowspan="9">操作流程及规范</td><td>携用物至老年人床旁，判断意识</td></tr>
<tr><td>选择血管，评估注射部位皮肤及血管，穿刺部位下铺垫巾，放好止血带</td></tr>
<tr><td>手消毒，戴无菌手套</td></tr>
<tr><td>消毒注射部位皮肤（直径 > 5cm），扎止血带，使尾端向上</td></tr>
<tr><td>再次消毒注射部位皮肤</td></tr>
<tr><td>取出注射器，再次查对，拧紧针头，排尽注射器内空气</td></tr>
<tr><td>一手绷紧皮肤，一手持注射器与注射部位呈 20° 进针，见回血后再进针少许</td></tr>
<tr><td>松开止血带，一手固定针头，另一手缓慢推注药液，随时观察回血和老年人反应</td></tr>
<tr><td>注射毕用无菌棉签按压穿刺点，快速拔针，按压 2～3min，观察有无出血</td></tr>
</table>

续表

操作流程 及规范	针头放入锐器盒，脱去手套，连同其他一次性用物放入医用垃圾袋
	再次查对，协助老年人取舒适卧位，整理床单位，向家属交代注意事项
	整理用物，洗手，记录执行时间并签字
整体 评价	操作熟练、规范
	关心老年人，确保安全
	对家属态度和蔼，沟通技巧运用恰当

血糖监测

准备	环境：安静、整洁、光线充足，符合无菌操作的基本要求
	用物：医嘱单、治疗盘、棉签、75% 酒精、血糖仪、血糖试纸、采血针、手消毒液、锐器盒，生活垃圾桶、医疗垃圾桶
	护理人员：着装整洁、洗手、戴口罩
操作流程 及规范	携用物至床旁，查对病人
	评估老年人病情、意识状态
	评估老年人采血部位皮肤、血循环情况，有溃疡、瘢痕、感染部位不宜采血
	核对血糖仪上的条码和试纸编码是否一致
	开机，当屏幕上闪烁插入试纸提示时，可置入试纸，或提示滴血符号时采血
	选择合适的手指，用酒精棉签消毒手指
	再次核对老年人姓名，将采血针紧贴采血部位皮肤，快速刺入皮下
	轻轻挤压手指，将第二滴血吸入血糖试纸
	取足够血量后，等待血糖仪屏幕显示血糖测定值
	用干棉签按压采血点至不出血为止
	将用过的试纸放入医疗垃圾桶内，脱手套，洗手
	血糖值异常者应向医生汇报并作好登记
	整理床单位，协助老年人取舒适卧位
	再次查对病人
	整理用物
	洗手，记录执行时间并签字
整体 评价	严格执行查对制度
	操作熟练、方法正确
	医疗废物处理规范

实训 2-2

护理糖尿病酮症酸中毒的老年人

工作任务

你是内分泌科的护理人员。今日接诊了一名老年人，具体情况如下：

张奶奶，74 岁，17 年前诊断为"2 型糖尿病"。1 个月前受凉感冒后出现咳嗽、咳痰症状，近 3 天出现嗜睡，不思饮食，为进一步诊治，来我院内分泌科就诊。就诊当日，老年人突然出现嗜睡，皮肤干燥，脉搏细速、心率加快。

张奶奶出现了什么情况？请你和你的团队紧急给予处理。

知识准备

护理糖尿病酮症酸中毒的老年人知识点如图所示。

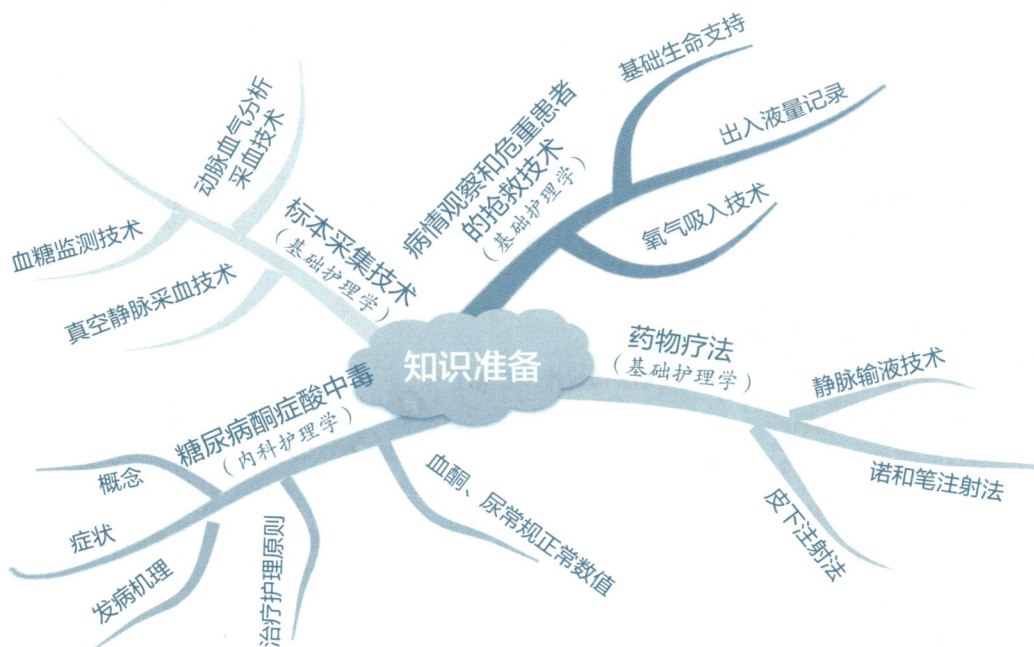

技能准备

本次实训任务中，主要用到的护理操作技术有真空静脉采血技术、皮下注射技术、血糖监测技术。

心理准备

本次实训任务中，老年人出现嗜睡，家属可能会产生紧张、恐惧心理。护理人员应沉着冷静、有条不紊地配合医生进行救治，同时理解家属的心情，耐心回答家属的疑问，疏导家属的不良情绪。老年人意识清醒后，护理人员也要及时安抚好老年人的情绪。

实训过程

● 实训情境

内分泌科病房，3 床张奶奶的女儿匆忙来到来护士站，说："护士，我妈妈为什么老在睡觉？"护理人员迅速前去查看，发现老年人呈嗜睡状态，皮肤干燥，脉搏细速、心率加快。

相关检查结果如下：空腹血糖 29mmoL/L，血酮 2.3mmoL/L，查尿常规：尿糖 3+，尿酮体 3+，尿 pH 5.5，诊断为"2 型糖尿病酮症酸中毒"。

● 实训流程及评分标准

项目	实训流程	分值	得分
实训内容	1. 发现病情变化，初步判断	10	
	2. 立即通知医生	5	
	3. 准备抢救车、仪器设备	5	
	4. 安置床位	5	
	5. 测血糖	5	
	6. 建立 2 条静脉通路	5	
	7. 急查动脉血气分析、生化全项、电解质、血常规	10	
	8. 吸氧、心电监护	10	
	9. 遵医嘱皮下注射胰岛素	10	
	10. 遵医嘱静脉补液	10	
	11. 观察病情	5	
	12. 记录出入液量	5	
	13. 健康教育	5	
整体质量	1. 操作规范、动作熟练	2	
	2. 沟通有效，态度和蔼	3	
	3. 抢救现场用物摆放合理，医疗废物处理得当	2	
	4. 工作安排合理有效，团队协作有效	3	
	总分	100	

- **SP 互动建议**

模拟病人按照任务案例还原场景，配合完成上述实训内容，可在实训过程中进行以下互动：

互动时机	互动模拟要点
护理人员观测神志、意识变化	家属表示担忧，询问病情是不是很严重
心电监护仪报警	家属心情紧张，询问护理人员原因
嘱咐家属多给老年人饮水	家属询问为什么要多饮水

- **沟通示例**

1. 讲述糖尿病饮食的选择 "奶奶，您好！糖尿病患者必须定时定量进餐。最好是少食多餐，最少每天得吃三顿饭，一天就吃两顿饭是不行的。大米粥、小米粥、面糊糊，这类都要尽量少吃，因为粥升血糖的速度特别得快，容易导致餐后血糖过高；油条、油饼等油炸食品不能吃；花生、瓜子、杏仁各种坚果含油脂高，能增加热量的摄入，要少吃；尽量少吃面条、面片、包子、饺子、馅饼，尤其不能在晚上吃，因为这些食物吸收快易导致餐后血糖升高，且不抗饿，到半夜的时候容易发生低血糖。吃米饭比吃馒头更好，因为米饭和馒头相比升血糖更慢，大米的升糖指数是83，而馒头的升糖指数是88。除了白米饭，还可以吃黑米、小米的杂粮米饭。菜尽量选择大叶子的绿色蔬菜，品种越多越好，每天蔬菜可以吃一斤以上，再在里面加点肉，最好是瘦肉，每天3两就够了。注意炒菜尽量选择炒、拌、蒸、煮这样的烹调方法，少选用油炸、勾芡挂糊这样的方法。做菜的时候还要控制食盐的摄入量，每日盐不能超过6g，就是一啤酒瓶盖那么多，等菜快熟的时候再放盐，这样口感好还能减少食盐的摄入量。我说了这么多，您可能记不住，我给您制作了一张提示卡，将我刚刚说的内容进行了梳理，字我也写得很大，您能看清楚吗？您和家人可以按照这个卡片选择食物，好吗？"

2. 解释长期使用胰岛素不会成瘾的原因 "奶奶，您放心，长期使用胰岛素不会成瘾的。药物成瘾是药物与机体相互作用所造成的一种精神状态，有时也包括身体状态，主要表现为一种强迫性、连续、定期使用该药的行为。药物成瘾行为一定是用药在先，长期需要在后；相反，糖尿病病人需要长期胰岛素治疗，是因为体内已经严重缺乏胰岛素这种必需的物质，是长期需要在先，用药在后。"

• 重点项目操作流程及规范

真空静脉采血

准备	环境：整洁、宽敞、安全，围帘遮挡
	用物：注射盘、皮肤消毒液、无菌棉签、真空采血管（贴好标签或条形码）、真空采血针、止血带、治疗巾、小垫枕、检验单（标明科室、床号、姓名、住院号、性别、标本类型、采集时间）、手消毒液、采血架，必要时备持针器；生活垃圾桶、医用垃圾桶、锐器回收盒
	护理人员：着装整洁、剪指甲、洗手、戴口罩；检查标本采集的项目及目的，是否需要做特殊的准备；围帘遮挡，安置老年人卧位；询问家属对血标本采集的认知程度
操作流程及规范	携用物至床旁，核对医嘱、老年人信息
	向老年人及家属介绍血标本采集方法及注意事项，取得老年人及家属的合作
	戴无菌手套，选择合适静脉
	在穿刺点上方 6～8cm 处扎止血带，常规消毒皮肤
	再次核对医嘱及老年人信息
	打开真空采血针外包装，取下真空采血针护套，手持采血针，按静脉注射法将针头刺入静脉
	见回血，将采血针另一端护套拔掉，刺入真空管
	采血至所需量，松开止血带；采血过程中注意观察老年人反应
	抽血完毕，迅速拔出针头
	用无菌干棉签按压局部至不出血为止
	按医疗废物处理条例处理用物
	再次核对
	安置老年人卧于舒适卧位，整理床单位
	洗手，记录执行时间并签字
	将血标本连同化验单及时送检
整体评价	严格执行查对制度、无菌操作技术
	操作熟练、方法正确
	爱伤观念强，具有人文关怀意识

皮下注射

准备	环境：整洁、宽敞、安全，围帘遮挡
	用物：基础治疗盘、药液（按医嘱准备）、备用针头（5.5～6 号）、注射器、砂轮、无菌纱布、注射卡、治疗巾、速干手消毒液、生活垃圾桶、医用垃圾桶、锐器回收盒
	护理人员：着装整洁、剪指甲、洗手、戴口罩
操作流程及规范	核对老年人信息
	向家属解释操作的目的、方法、注意事项
	评估老年人肢体活动度；询问家属有无药物过敏史，评估老年人穿刺部位的皮肤状况及皮下组织状况
	查对药液，检查药液质量
	将安瓿尖端药液弹至体部，用砂轮在安瓿颈部划一锯痕，消毒后用无菌纱布包裹安瓿瓶颈及以上部分折断安瓿

操作流程及规范	检查并打开注射器，将针头斜面向下置于安瓿内液面下，抽动活塞柄，吸取药液
	抽药毕，再次核对医嘱，置于治疗巾内备用
	再次核对老年人信息
	根据注射目的选择注射部位
	消毒注射部位皮肤，消毒范围大于 5cm
	再次核对医嘱，排尽注射器内空气
	一手绷紧局部皮肤，一手持注射器，示指固定针栓，针尖斜面向上，与皮肤呈 30°～40° 快速刺入皮下
	抽动活塞，若无回血缓慢推注药液
	注射完毕，以无菌棉签轻压针眼处，迅速拔针
	协助老年人按压针眼至不出血
	再次核对老年人及药液信息
	协助老年人取舒适卧位，整理床单位
	整理用物，洗手
	勾签医嘱，记录执行时间并签字
	向老年人交代注意事项，将呼叫器置于老年人易取处
整体评价	严格执行查对制度、无菌操作技术
	操作熟练、方法正确
	爱伤观念强，具有人文关怀意识

实训 2-3

护理糖尿病足合并感染的老年人

📋 工作任务

你是内分泌科的护理人员。5 床，李爷爷，65 岁，因"双足溃烂 2 个月"门诊就医。李爷爷于 5 年前健康体检时发现血糖升高，空腹血糖高于 17mmol/L，诊断为"2 型糖尿病"。李爷爷一直规律口服格列齐特、二甲双胍治疗，未规律监测血糖，血糖控制水平不详。一年前李爷爷出现双足麻木及双足背部水肿，4 个月前穿新鞋后出现双足部肿痛，继而出现水疱和皮肤溃烂。

李爷爷出现了什么情况？请你和你的团队给予处理。

📖 **知识准备**

护理糖尿病足合并感染的老年人知识点如图所示。

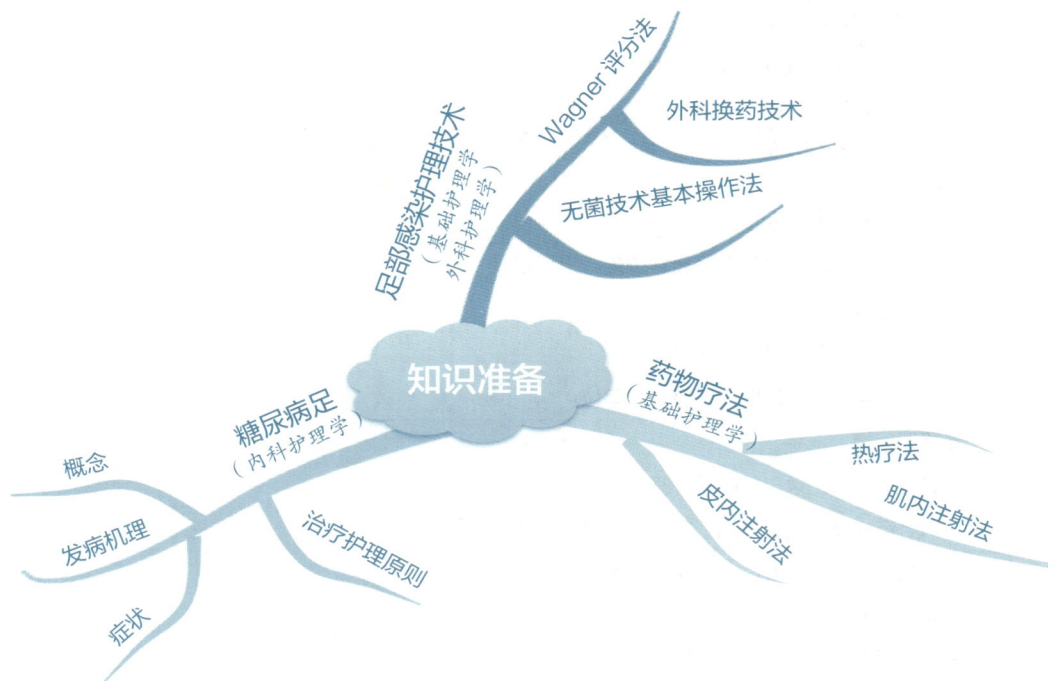

⋇ **技能准备**

本次实训任务中，主要用到的护理操作有糖尿病足护理（外科换药法）、皮内注射法、肌内注射法、糖尿病足的 Wagner 分级评定法等。

🧑 **心理准备**

本次实训任务中，老年人由于双足溃烂入院，可能会感到恐惧和焦虑，护理人员要耐心向李爷爷讲解糖尿病足治疗与护理知识，缓解老年人因信息不足出现的负面情绪。此外，老年人的自理能力下降，可能会产生无力感，对待工作人员态度冷漠或者暴躁，护理人员要有同理心，对老年人多一份包容和耐心。

🔄 **实训过程**

• **实训情境**

内分泌科病房内，护理人员经过仔细检查，发现李爷爷的左足内踝侧可见一约 3cm×4cm 大小的创面、创面脓性结痂、边缘有脓性分泌物渗出，溃烂达肌层以下；右足外踝部可见一约 2cm×3cm 的皮肤溃烂，表面有少许黄色分泌物。因为担忧和疼痛，李爷爷情绪低落；陪床的李奶奶也是长吁短叹，焦虑不安。

主要查体结果：T38.6℃，P86 次 /min，R22 次 /min，BP125/65mmHg，空腹血糖 11.5mmoL/L；白细胞计数 $11.1×10^9$/L，中心粒细胞百分比 79.3%，平均红细胞血红蛋白浓度 317g/L，血小板计数 $557×10^9$/L，淋巴细胞百分比 12.7%；C 反应蛋白 85g/L。

医嘱：青霉素皮试，立即；皮试结果阴性，遵医嘱肌内注射青霉素 160 万 U。

- **实训流程及评分标准**

项目	实训流程	分值	得分
实训内容	1．评估老年人	5	
	2．立即通知医生	2	
	3．遵医嘱足部外科换药	25	
	4．遵医嘱进行药物过敏试验	20	
	5．判断试验结果，报告医生	15	
	6．遵医嘱肌内注射青霉素 160 万 U	13	
	7．对老年人进行健康教育和心理护理	10	
整体质量	1．操作规范、动作熟练	2	
	2．沟通有效，态度和蔼	5	
	3．工作安排合理有效，团队协作有效	3	
总分		100	

- **SP 互动建议**

模拟病人按照任务案例还原场景，配合完成上述实训内容，可在实训过程中进行以下互动：

互动时机	互动模拟要点
老年人得知自己是糖尿病足	老年人表示担忧，不断询问能否治好
护理人员进行换药护理	老年人由于疼痛而呻吟不止

- **沟通示例**

1．**解释外科换药的目的** "李爷爷，您这个破溃的地方已经感染了，只有坚持换药才能好。因为通过换药才能清除创面分泌物、坏死组织，保持伤口的清洁，伤口好得就快了。如果不换药，您的脚会破溃得越来越严重，有可能就走不成路了。所以一定要及时到正规的医院检查治疗，不然耽误病情就麻烦了。"

2. 宣教皮内注射后的注意事项 "爷爷，皮试针已经打好了。现在是 11: 20，我们要在 20 分钟后判断结果。从现在开始，在 20 分钟内您不要离开病房，20 分钟后我回来观察结果，在这 20 分钟之内您不要抓挠这个小疙瘩，如果在这期间有皮肤发痒，起小皮疹，或有胸闷、咽喉部等有不舒服的话，请立即按铃，我会马上过来看您的，好吗？"

● **重点项目操作流程及规范**

糖尿病足护理（外科换药法）

准备	环境：清洁、干燥、宽阔，围帘遮挡
	用物：医嘱单，治疗车、伤口换药包（内有弯盘 2 个、剪刀 1 把、无齿镊 1 个、有齿镊 1 个、纱布 3 块、棉球 6 个）、碘伏、过氧化氢溶液、生理盐水、医用手套、一次性治疗巾一块、注射器、外用药物、医疗垃圾桶
	护理人员：着装规范，洗手、戴口罩。向老年人讲解换药的目的及有关注意事项，并做好相应准备
	老年人：了解操作目的及配合要点
操作流程及规范	携用物至床边，核对信息，做好解释，取得合作
	评估老年人病情、意识状态、合作程度；根据 Wagner 分级标准，评估老年人足部情况，了解老年人曾经接受的治疗
	观察足部皮肤颜色、温度、足背动脉搏动情况；观察伤口的部位、大小（长、宽、深）、组织形态、渗出液、颜色、感染情况及伤口周围皮肤或组织状况
	协助老年人取适宜卧位，暴露换药部位，患肢下垫治疗巾
	洗手，戴手套；依次取下伤口敷料，若敷料粘在伤口上，用生理盐水浸湿软化后缓慢取下
	更换手套；用碘伏棉球消毒伤口外周，用生理盐水清洁伤口，若脓性分泌物过多，可做脓培养及药敏；然后用过氧化氢溶液清洗伤口，生理盐水清洁伤口；选择外用药，放置引流条；最后敷料包扎
	告知老年人和家属注意事项
	取下手套，洗手；记录执行时间并签字
	整理床单位，协助老年人取舒适卧位
	按消毒、隔离原则处理医疗废物
整体评价	严格执行查对制度、无菌操作技术
	操作熟练、方法正确
	爱伤观念强，具有人文关怀意识

皮内注射法

准备	环境：安静、整洁、光线充足，符合无菌操作的基本要求
	用物：基础注射盘、1～2ml 注射器、酒精、肾上腺素、注射卡、已配制好的皮试液、手消毒液、医疗废物桶
	护理人员：衣帽整洁，修剪指甲，洗手，戴口罩
	老年人：了解操作目的及配合要点

续表

操作流程及规范	携用物至病床旁，核对老年人信息，向老年人及其家属解释操作目的、配合方法及注意事项
	再次评估老年人有无过敏史
	正确选择合适的注射部位
	以 75% 乙醇消毒皮肤，待干
	核对药物，驱尽注射器内的气体
	左手紧绷注射部位，右手持注射器、针头斜面向上与皮肤呈 5° 刺入皮内；待针尖斜面全部刺入皮内后，以左手拇指固定针栓右手推注药液 0.1ml，使局部隆起呈半球状皮丘，局部皮肤变白并显露毛孔
	注射完毕，迅速拔出针头，勿按压穿刺点；计时 20min
	拔针后再次核对
	告知老年人及家属注意事项，嘱老年人勿离开病室，如有不适及时呼叫，协助老年人取合适体位，整理床单位
	按消毒、隔离原则处理医疗废物
	洗手，记录执行时间并签字
	20min 后观察结果，洗手，并记录试验结果
整体评价	严格执行查对制度、无菌操作技术
	操作熟练、方法正确
	爱伤观念强，具有人文关怀意识

肌内注射法

准备	环境：安静、整洁、光线充足，符合无菌操作的基本要求
	用物：基础注射盘、5ml 注射器、注射卡及药液、锐器盒
	护理人员：衣帽整洁，修剪指甲，洗手，戴口罩
	老年人：了解注射的目的、方法、注意事项和配合要点
操作流程及规范	抽吸药液：两人核对医嘱、注射卡及药液，检查药液质量并抽吸药液，再次核对无误后，放于无菌盘或无菌治疗巾内备用
	携用物至床旁，核对老年人信息，解释操作目的、配合方法及注意事项
	协助老年人取侧卧位（上腿伸直，下腿稍弯曲），嘱老年人肌肉放松。也可取俯卧位，足尖相对、足跟分开
	取合适注射部位，避开瘢痕、硬结等
	常规消毒皮肤，待干
	再次进行核对，无误后排尽空气
	一手拇指和示指分开、绷紧皮肤，另一手持注射器，中指固定针栓，针头与皮肤呈 90°，迅速刺入针梗的 1/2 ~ 2/3
	松开绷紧皮肤的手，抽动活塞，如无回血，缓慢推注药液
	注射毕，用干棉签按压穿刺点，迅速拔针，按压片刻
	再次核对床号、姓名、腕带和药物
	用物分类处理，协助老年人取舒适卧位，整理床单位
	密切观察患者用药后反应；向老年人及家属交代注意事项，将呼叫器置于老年人易取处
	洗手，记录注射的时间及药物名称、浓度、剂量以及老年人的反应
	询问老年人有无需要后，礼貌告退

续表

整体评价	严格执行查对制度、无菌操作技术
	操作熟练、方法正确
	爱伤观念强，具有人文关怀意识

● 附表

糖尿病足的 Wagner 分级法

级别	临床表现
0 级	有发生足溃疡的危险因素，目前无溃疡
1 级	表面溃疡，临床上无感染
2 级	较深溃疡，常合并软组织炎，无脓肿或骨的感染
3 级	深度感染，伴有骨组织病变或脓肿
4 级	局限性坏疽（趾、足跟或前足背）
5 级	全足坏疽

应用与拓展

案例分析

1. 陈某，男，77 岁，于 14 年前无明显诱因出现口干、多饮、多尿、体重减轻，以"2 型糖尿病"就诊于当地医院，降糖方案为：格列齐特缓释片 30mg 口服，一天一次；诺和灵 R 早 28U、晚 22U 皮下注射，期间血糖控制佳，空腹血糖控制在 8mmol/L 左右。3 天前患者因受凉后感咽痛不适，不思饮食，伴恶心呕吐，呕吐物为胃内容物，无咖啡色液体，于 4h 前患者出现嗜睡，呼吸有烂苹果味，立即就诊于当地医院，急诊以"糖尿病酮症酸中毒"收治。

（1）老年人发生了什么情况？如何救治？

（2）作为接诊护理人员，您会给家属什么建议？为什么？

2. 张某，男性，68 岁，晚餐前服用格列吡嗪缓释胶囊 10mg 30min 后未进餐，在前往餐桌的途中突然心悸、出汗，随即意识丧失、呼之不应，家属立即送往当地卫生所给予葡萄糖静滴后恢复意识，至凌晨 2:00 患者自行停止输液治疗，拒绝监测血糖，于凌晨 3:00 患者再次出现意识丧失，立即抢救并转往上级医院急诊科就诊，急诊测血糖 1.5mmol/L，并给予相关治疗。

（1）老年人的病情为什么越来越严重？为什么要用葡萄糖进行救治？

（2）老年人苏醒后，如何做好预防护理工作？

课后实践

1. 以小组为单位，制作糖尿病健康保健指导画册，通过各种平台向老年人宣传糖尿病防治知识。

2. 在社区开展老年人糖尿病患病情况，普及糖尿病预防保健常识。

（蒋燕萍　魏花萍　郭　燕　赵晓芳）

慢性阻塞性肺疾病老年人的护理

慢性阻塞性肺疾病简称慢阻肺，是一组以慢性肺实质及小气道受损，引起慢性气道阻塞、呼吸阻力增加和肺功能不全为共同特征的肺疾病的总称，主要包括慢性支气管炎、支气管哮喘、支气管扩张和肺气肿等，最终可导致慢性肺源性心脏病。

慢性阻塞性肺疾病是常见的、可预防和治疗的慢性气道疾病，发病原因主要包括感染、吸烟、空气污染、烟尘等生活环境因素，以及基础肺疾病和个体易感因素。慢性阻塞性肺疾病发病后病情反复、迁延不愈，病程可长达数十年，长期发展可能引发呼吸衰竭，严重影响老年人的生命质量，是导致老年人死亡的重要原因，并给老年人家庭以及社会带来沉重的经济负担。

慢性阻塞性肺疾病的稳定期常用药物有：①支气管舒张药，如沙丁胺醇、沙美特罗等 β_2 受体激动药，异丙托溴铵、噻托溴铵等抗胆碱药，茶碱类药。β_2 受体激动药、抗胆碱药等支气管舒张药常采用气雾吸入的给药方法，护理人员应教会病人掌握正确的吸入方法，告知用药注意事项。②糖皮质激素与长效 β_2 受体激动药的联合制剂，如沙美特罗 / 氟替卡松、福莫特罗 / 布地奈德。③祛痰药，如盐酸氨溴索、乙酰半胱氨酸、羧甲司坦等。急性加重期用药除支气管舒张药、祛痰药之外，对需住院病人可口服泼尼松龙或静脉注射甲泼尼龙，对病原菌感染者，选用适当的抗菌药治疗，如青霉素、阿莫西林 / 克拉维酸、大环内酯类、喹诺酮类、头孢菌素类等。

实训 3-1

护理刚入院的慢性阻塞性肺疾病老年人

工作任务

你是呼吸内科病房的护理人员，今日接诊了一名老年人，具体情况如下：

王爷爷，73 岁。因反复咳嗽、咳痰、喘息 30 余年，加重 20 余天到医院就诊，门诊以"慢性阻塞性肺疾病急性发作"收住呼吸内科病房。入院手续已办理完毕，其子女推着轮椅送他来到病区。

请你规范接诊王爷爷，正确全面评估他的病情，并做好入院后初步护理。

知识准备

护理刚入院的慢性阻塞性肺疾病老年人的知识点如图所示。

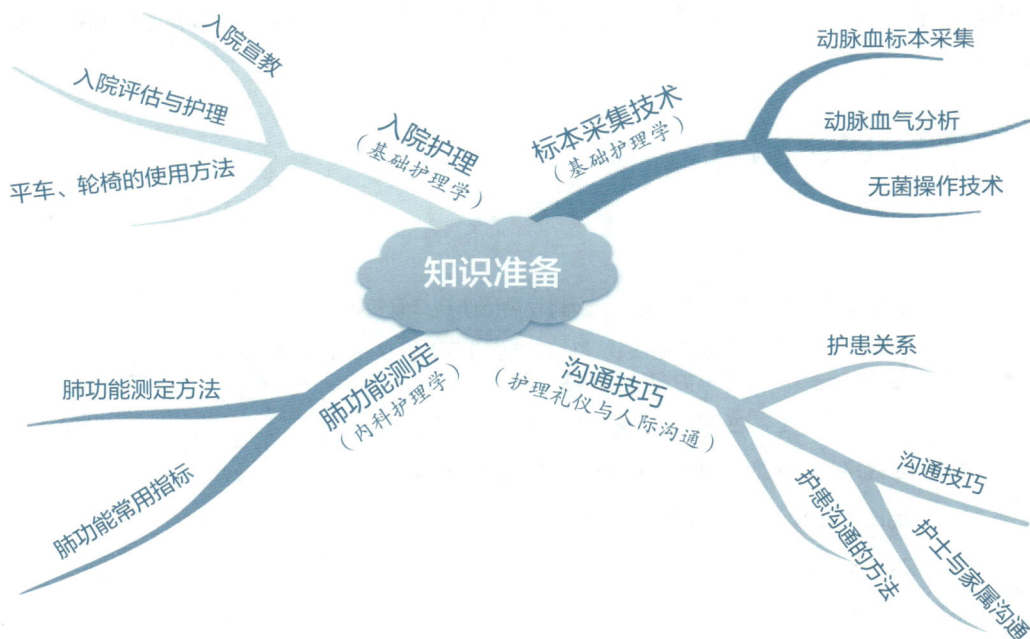

技能准备

本次实训任务中，需要用到的护理操作有肺功能测定、老年人生活自理能力评估、动脉血标本采集等。

心理准备

本次实训任务中，由于王爷爷长期患有慢性阻塞性肺疾病，病情迁延不愈，可能出现情绪低落、对治疗失去信心等情况，护理人员要以主动热情的态度接诊老年人，耐心细致地介绍住院事项，鼓励王爷爷配合治疗。王爷爷由于咳嗽、喘息严重导致身体舒适度降低、生活自理能力下降，可能会产生无力感、自卑感，甚至抑郁情绪，对待工作人员态度冷漠或者暴躁，护理人员要有同理心，以充分的耐心、责任心对待老年人。

实训过程

● 实训情境

呼吸内科病区，一名老年男性患者由其子女推轮椅送入病区，老年人神志清楚，精神差，借助氧气枕吸氧。转运过程中老年人不断发出喘息，剧烈咳嗽不断，其子女协助其排痰，当护理人员询问老年人情况时老年人低着头、紧皱眉头，摆摆手不愿回答。

相关检查结果如下：血压 160/100mmHg，脉搏 90 次 /min，呼吸 30 次 /min，老年人神志清楚、精神差、咳嗽、咳痰、呼吸急促、球结膜水肿、桶状胸，语颤减弱，双肺呼吸音低，可闻及广泛湿啰音，心尖搏动在剑突下，心律不齐，腹部稍膨隆，压之不适。

● 实训流程及评分标准

项目	实训流程	分值	得分
实训内容	1. 接诊老年人，分配床位	5	
	2. 将老年人由轮椅转运到床上，转运过程中给予持续氧气吸入	15	
	3. 完成入院评估，主要包括症状评估、肺功能评估、生活自理能力评估，以及跌倒、坠床、压疮等护理风险评估	25	
	4. 测量生命体征，注意观察呼吸频率、节律、深浅度	15	
	5. 正确采集动脉血，介绍采集动脉血的目的及注意事项	25	
	6. 完成体温单、护理记录单等护理文件	8	
整体评价	1. 操作规范、动作熟练	2	
	2. 沟通有效，态度和蔼	3	
	3. 工作安排合理有效，小组协作有力	2	
总分		100	

● SP 互动建议

模拟老年人按照任务案例还原场景，配合完成上述实训内容，可在实训过程中进行以下互动：

互动时机	互动模拟要点
护理人员询问病情	老年人不断咳嗽、喘息，表示身体不适
护理人员测量生命体征	老年人询问测量结果及病情
护理人员协助老年人转运至床上	老年人因活动导致咳嗽加剧
护理人员为其测定肺功能	老年人表示紧张，担心
护理人员为其抽取动脉血	老年人表示穿刺部位疼痛严重

● 沟通示例

1. **向老年人介绍肺功能测定的目的及方法** "王爷爷您好，我是您的责任护士小刘。因为您现在呼吸有些费力，为了更好地了解您的肺部功能，我给您做个肺功能测定，肺功能测定清楚了，医生才能更准确地为您选择用药治疗疾病。您别担心，肺功能测定的时候没有任何痛苦，您只需要根据我的要求做吸气和呼气就可以了。王爷爷，现在我们来测定肺功能，请您根据我的指导呼吸，请您放轻松，把这个吹嘴用嘴包紧，捏紧鼻子，用力吸气，然后再尽最大可能以最快的速度呼出，好的，现在自然吸气。王爷爷您配合得非常好。"

2. **向老年人介绍生活自理能力评估的目的** "王奶奶您好，我是王爷爷的责任护士小刘，我现在要对王爷爷的生活自理能力做个评估。通过评估王爷爷的生活自理能力，我们才能更加清楚地知道王爷爷的疾病对他生活的影响程度，才能更加有针对性地为王爷爷提供疾病治疗和生活的照顾，耽误您几分钟时间，请您配合我回答几个问题好吗？"

3. **向老年人介绍动脉血采集的目的和重要性** "王爷爷您好，我是您的责任护士小刘。因为您的呼吸有些费力，血氧饱和度也有点低，我需要为您抽动脉血做血气分析，因为溶解在动脉里的血氧和二氧化碳的浓度最接近肺泡中的血氧和二氧化碳浓度，能准确地反映肺脏的功能，同时也可以间接地反映心脏的功能。请您配合我一下，等会儿为您采一点动脉血可以吗？"

- ## 重点项目操作流程及规范

肺功能测定

准备	环境：评估诊室电源是否匹配，观察周围环境，确定安全
	用物：电脑、肺功能仪器、连接线、电源线、扫码枪、过滤嘴、吹嘴、黄色垃圾桶、黑色垃圾桶、快速手消毒剂
	护理人员：着装整洁，洗手，戴口罩
	老年人：已休息 15min，知晓操作目的，愿意配合
操作流程及规范	电脑、肺功能仪器连接电源，连接扫码枪，开机，安装过滤器
	核对个人信息
	操作肺功能仪器，按顺序输入姓名、性别、年龄、身高、体重
	等待仪器归零，安装吹嘴
	向受检者解释，指导其放松心情，捏紧鼻子，用嘴包紧吹嘴，尽最大可能吸气并以最大力量、最快速度呼出，并自然回吸
	观察受检者是否动作标准，如不标准，则重做一遍
	确定数据已传输至电脑系统并提交
	终末处置并洗手记录
整体评价	仪表端庄，认真严肃
	讲解到位，老年人无不良反应
	沟通有效，体现人文关怀

动脉血标本采集技术

准备	环境：安静整洁，无尘埃飞扬，符合无菌操作要求
	用物：治疗盘、一次性无菌治疗巾、皮肤消毒液、无菌棉签、无菌手套、动脉采血器 2 个、速干手消毒液、弯盘、小垫枕、医嘱单、采血条形码、血标本记录本、医疗垃圾桶、锐器盒
	护理人员：着装整洁、规范洗手，戴口罩
	老年人：已知晓操作目的和注意事项，愿意配合
操作流程及规范	将用物携至老年人床旁，核对医嘱单、床号、姓名、住院号、采血条形码
	根据老年人病情、意识状态，向老年人解释采集动脉血目的及配合方法
	快速手消毒
	再次核对老年人身份、采血条形码
	手腕下放垫枕，铺无菌治疗巾，上肢平放，掌心向上
	确定穿刺位置：距腕横纹一横指（1～2cm、距手臂外侧 0.5～1cm、桡动脉搏动最明显处）
	消毒穿刺部位皮肤：皮肤消毒范围直径大于 5cm，自然待干
	拆除采血针外包装，放于治疗盘，橡皮塞和安全针帽备用

续表

操作流程及规范		皮肤第二次消毒，直径大于 5cm，自然待干
		打开棉签包装，准备 2 根棉签
		洗手，戴无菌手套
		合理预设针栓位置，将针栓推到底部，再拉到预设位置
	穿刺	用食指与中指触摸桡动脉搏动最明显处，固定桡动脉
		另一手以持笔姿势持脉采血针，在桡动脉搏动最明显处进针，针头垂直或与皮肤呈 45°，针头斜面向上，逆血流方向缓慢进针穿刺入动脉
		穿刺见回血后停止进针，固定采血器，待动脉血自动充盈采血器至预设位置 1～2ml
		抽血完毕，用干棉签纵向放于穿刺上方迅速拔针，按压 5～10min，直至不出血，观察穿刺局部有无血肿
	血标本处理	拔针后，立即将针头刺入橡皮塞，以隔绝空气，将针头与橡皮塞一起丢入锐器盒，立即套上专用安全针帽隔绝空气，封闭样本
		将血样本轻柔颠倒混匀 5 次，再将针筒在掌心来回搓动 5s，以使样本充分混匀抗凝
		指导老年人按压采血部位
		再次核对老年人身份，贴上条形码，注明血标本采集时间
		撤去治疗巾和垫枕，脱手套
		协助老年人取舒适卧位，整理床单位，向老年人交代注意事项
		整理用物，洗手，记录
		核对医嘱单、条形码、血标本记录本
		标本送检：标本应在采集后 15min 内送检，未能及时送检需 0～4℃保存，30min 内送检，及时关注检验结果
整体评价		严格执行查对制度、严格无菌操作技术
		操作熟练、方法正确
		爱伤观念强，达到预期效果

● 附表

老年人生活自理能力评估表

评估事项、内容与评分	程度等级				评分
	可自理	轻度依赖	中度依赖	不能自理	
进餐：使用餐具将饭菜送入口、咀嚼、吞咽等活动	独立完成	—	需要协助，如切碎、搅拌食物等	完全需要帮助	
评分	0	0	3	5	

续表

评估事项、内容与评分	程度等级				评分
	可自理	轻度依赖	中度依赖	不能自理	
梳洗：梳头、洗脸、刷牙、剃须洗澡等活动	独立完成	能独立地洗头、梳头、洗脸、刷牙、剃须等；洗澡需要协助	在协助下和适当的时间内，能完成部分梳洗活动	完全需要帮助	
评分	0	1	3	7	
穿衣：穿衣裤、袜子、鞋子等活动	独立完成	—	需要协助，在适当的时间内完成部分穿衣	完全需要帮助	
评分	0	0	3	5	
如厕：小便、大便等活动及自控	不需协助可自控	偶尔失禁，但基本上能如厕或使用便器	经常失禁，在很多提示和协助下尚能如厕或使用便器	完全失禁完全需要帮助	
评分	0	1	5	10	
活动：站立、室内行走、上下楼梯、户外活动	独立完成所有活动	借助较小的外力或辅助装置能完成站立、行走、上下楼梯等	借助较大的外力才能完成站立、行走，不能上下楼梯	卧床不起活动完全需要帮助	
评分	0	1	5	10	
总评分					

注：根据上表中 5 个方面进行评估，将各方面评分汇总后进行判断。判断标准：0～3 分者为可自理；4～8 分者为轻度依赖；9～18 分者为中度依赖；≥ 19 分者为不能自理。

实训 3-2

抢救慢性阻塞性肺疾病急性加重期的老年人

📋 工作任务

你是呼吸内科病房的护理人员。8 床刘爷爷 1 天前以"慢性阻塞性肺疾病"入院，今天咳嗽加剧、痰量增加，呼吸音重，呼气浅快，双肺可闻及干湿啰音，心率 106 次 /min，呼吸不畅，缺氧严重，PaO_2 60mmHg，$PaCO_2$ 50mmHg。

刘爷爷出现了什么情况？请你和你的团队紧急给予处理。

📖 知识准备

抢救慢性阻塞性肺疾病急性加重期的老年人的知识点如图所示。

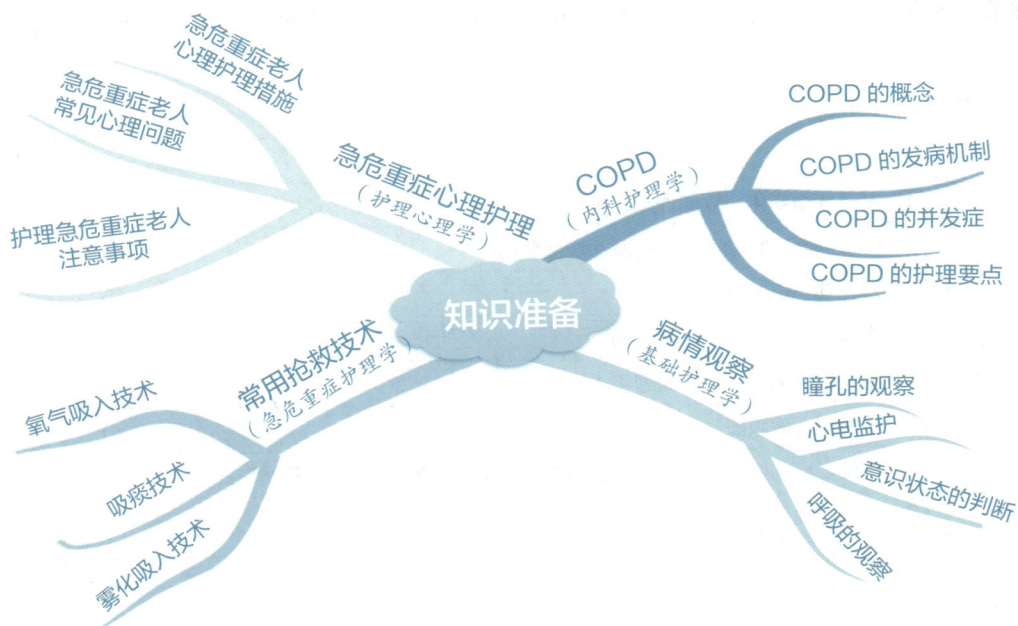

技能准备

本次实训任务中，需要用到的护理操作有氧气吸入技术、吸痰技术、氧气雾化吸入技术、有效排痰技术等。

心理准备

本次实训任务中，老年人病情突然发生变化，呼吸不畅、严重缺氧等症状可能会使老年人及家属产生恐惧心理。抢救现场气氛紧张，护理人员如果缺乏相关工作经验，也会因此手忙脚乱。故护理人员要熟悉相关知识和技能，保持镇定，有条不紊地开展工作，并体谅老年人及家属心情，及时给予解释和安慰。

实训过程

实训情境

呼吸内科病房内，8床刘爷爷家属慌忙来护士站："护士，快来！老爷子喘不上来气了！"护理人员迅速前去查看，发现老年人端坐在床上，一手紧握床栏，一手扶在胸前，紧锁眉头、呼吸困难、烦躁不安，口唇发绀。老年人看到护理人员进入病房，抬起头想跟护理人员说话，但因喘息严重，不能说出。家属见到护理人员说："老爷子昨晚开始呼吸比以前更费力了，现在根本没法平躺，只能坐着，躺下就喘不上来气，您快看看吧！"

体格检查：老年人意识清楚，精神紧张，颈静脉怒张，呈桶状胸，双肺叩诊呈过清音，测量生命体征，脉搏 102 次 /min，呼吸 30 次 /min，血压 150/100mmHg，血氧饱和度 87%。

● 实训流程及评分标准

项目	实训流程	分值	得分
实训内容	1. 发现病情变化，立即通知医生	5	
	2. 迅速判断呼吸频率、节律及深浅度变化	5	
	3. 遵医嘱心电监护	15	
	4. 遵医嘱氧气吸入，流量 2L/min	20	
	5. 遵医嘱雾化吸入、协助老年人排痰	15	
	6. 遵医嘱正确吸痰	20	
	7. 持续观察病情，生命体征、药物作用及副作用等，随时做好记录	5	
	8. 抢救过程保证老年人安全	5	
整体评价	1. 操作规范、动作熟练	2	
	2. 沟通有效，态度和蔼	3	
	3. 抢救现场用物摆放合理，用过的物品处理得当	2	
	4. 工作安排合理有效，小组协作有力	3	
总分		100	

● SP 互动建议

模拟老年人按照任务案例还原场景，配合完成上述实训内容，可在实训过程中进行以下互动：

互动时机	互动模拟要点
老年人病情突然发生变化	家属表示紧张
给老年人吸痰	老年人躁动不安，不能配合
	家属担心吸痰管伤害到老年人
抢救结束后	家属希望护理人员能一直在床旁看护

● 沟通示例

1. 向老年人介绍吸氧目的及注意事项 "刘爷爷您好，我是您的责任护士小张，因为您现在呼吸有些费力，我协助您吸氧可以吗？爷爷，您别担心，这个吸氧管很细且也不会插得太深，只要插进去大约 1cm 就可以了，您不会有任何不舒服的感觉，吸了氧你的缺氧症状就会缓解，你呼吸起来就不会像现在这么费力了。刘爷爷，氧气已经给您吸上了，您没什么不舒服的感觉吧？我现在跟您和您的家属讲一下吸氧过程中的注意事项。刘爷爷，氧气属于助燃气体，请您和您的家属不要在病房里吸烟；也不要自己调节吸氧设备上的任何旋钮，如果有任何不舒服，请您按床头的呼叫器，我会随时过来看您的。"

2．护理人员吸痰前与老年人沟通　"刘爷爷您好，我是您的责任护士，因为您的呼吸有些费力，痰鸣音比较明显，等会儿我给您吸痰，请您配合我一下好吗？爷爷，您别担心，吸痰管很细，我的动作也会非常轻柔的，痰吸出来您的呼吸就会顺畅很多，您就感觉轻松了，您配合我一下好吗？爷爷，我先给您听诊一下，现在听诊可以更加准确地判断您的痰液情况，便于我采取最适合的方法帮您排痰，请您配合我做吸气和呼气的动作好吗？爷爷我帮您把最上面的这颗扣子先解开，爷爷请吸气—呼气，好的，再来一次，吸气—呼气，吸气—呼气，吸气—呼气，爷爷，您配合得非常好，我们再来一次，请您吸气—呼气，好的，最后一次，吸气—呼气。爷爷您配合得非常好。我听到您痰鸣音还是比较明显，等下我就帮您吸痰。"

3．向老年人及家属介绍雾化吸入的目的和重要性　"爷爷您好，您今天感觉怎么样？咳嗽还厉害吗？爷爷您别担心，等会儿我给您做个雾化吸入，帮助您稀释痰液，这样有利于您痰液咳出。雾化吸入的时候您不会有难受的感觉，雾化吸入的药液可以湿化您的呼吸道，让您的呼吸道更舒服一些，而且可以帮助稀释痰液，有利于您的痰液咳出，请您配合我一下好吗？爷爷，这个面罩连接的是氧气，药液连同氧气一起吸入您的呼吸道，您不会觉得憋气的。我先给您戴上，您试试雾量的大小，如果您感觉雾量太大，我再帮您调小一点，好吗？"

4．给老年人家属指导叩背方法　"先生您好，因为爷爷痰液比较多，咳不出来，我来给爷爷叩背，帮助痰液排出。叩背的方法比较简单，我做的时候教给您，平常您也可以按照这个方法给爷爷叩背。爷爷，我先帮您翻个身，您侧着躺好吗？我帮您叩背。您慢慢翻身，别着急。先生，叩背的时候要避开脊柱、肩胛骨、心脏的位置，五指并拢呈空杯状，像这样利用腕力，从肺底由下向上、由外向内快速有节奏的叩击背部，力度适宜，每分钟 120～180 次，要在餐后 2h 或餐前 30min 进行。先生，我说明白了吗？"

- **重点项目操作流程及规范**

氧气吸入方法

准备	环境：温湿度适宜、光线充足，符合操作要求
	用物：治疗盘、氧气表、弯盘、鼻导管、治疗碗（内盛冷开水）、棉签、别针、橡皮圈、记录单。用物性能完好，放置合理
	护理人员：着装整洁，洗手，戴口罩
	老年人：已了解操作目的及注意事项，愿意配合

续表

操作流程 及规范	氧气瓶 吸氧	检查氧气筒及氧气表装置是否完好，打开总开关吹尘
		将螺帽与氧气筒的螺丝接头旋紧，使氧气表直立于氧气筒上，检查有无漏气
		湿润鼻腔，打开总开关和流量开关，调节氧流量，插入鼻导管
		固定鼻导管，记录给氧时间、氧流量
		吸氧结束，取下鼻导管
		关闭流量开关，关闭总开关
		打开流量开关释放余气，卸下湿化瓶后卸表
	中心供氧 系统吸氧	检查中心供氧系统及氧气表装置是否完好
		连接氧气表与中心供氧系统，检查有无漏气
		湿润鼻腔，打开流量开关调节好流量，将鼻导管插入鼻腔
		固定鼻导管，记录给氧时间、氧流量
		吸氧结束，先取下鼻导管，再关闭流量开关
	家用制氧 机吸氧	检查家用制氧机和氧气面罩装置是否完好
		打开电源，连接家用制氧机和氧气面罩，调节氧流量
		将面罩置于老年人口鼻，检查面罩与口鼻是否贴合
		固定面罩，记录给氧时间、氧流量
		吸氧结束，先取下面罩，再关闭流量开关，关闭电源
	整理 记录	协助老年人取舒适卧位，整理床单元
		用物按规定分类处理
		洗手、观察老年人反应
		记录氧气吸入数值及老年人反应
整体 评价	严格执行查对制度	
	操作熟练、方法正确	
	爱伤观念强，与老年人沟通有效，达到预期效果	

吸痰技术

准备	环境：环境干净整洁、安静安全
	用物：电动吸引器，无菌盘内备无菌治疗碗（内盛无菌生理盐水）、弯盘、中弯血管钳、纱布、压舌板、一次性吸痰管数根、手电筒、棉签、口腔用药、听诊器、必要时备开口器、舌钳、无菌手套
	护理人员：洗手，戴口罩，铺无菌盘
	老年人：已了解操作目的及注意事项，愿意配合

操作流程及规范		携用物至床旁，核对医嘱、核对老年人信息
		听诊器听诊，判断呼吸情况
	吸痰前	连接电源，打开吸引器开关，调节负压
		检查吸引器管道是否通畅、是否漏气
		关闭吸引器，给予高流量氧气吸入 2 分钟
		检查老年人的口腔，取下活动义齿
		老年人头部转向操作者，昏迷老年人协助张口
	吸痰	护理人员戴无菌手套，连接吸痰管，抽吸生理盐水检查吸痰管是否通畅
		阻断负压，吸痰管插入口或鼻腔
		左右旋转，上提退出，每次吸引不超过 15s，抽吸生理盐水冲洗管道
		用过的吸痰管置于治疗车下层医疗垃圾桶内
		同法吸痰数次，总时间不超过 3min
		观察老年人面色及呼吸情况
	吸痰后	擦净面部及口、鼻分泌物
		给予老年人高流量氧气吸入
		观察黏膜有无损伤
		安置老年人
		垃圾分类处理
		洗手、记录
整体评价		严格执行查对制度及无菌操作原则
		操作熟练、方法正确、动作轻柔
		爱伤观念强，与老年人沟通有效，达到预期效果

氧气雾化吸入技术

准备	环境：安静，符合用氧安全要求，无明火
	用物：氧气雾化吸入器、氧气吸入装置、弯盘、药液、治疗巾、漱口水
	护理人员：仪表符合要求，洗手，戴口罩
	老年人：已了解操作目的及注意事项，愿意配合
操作流程及规范	治疗室内核对医嘱，根据医嘱稀释药液
	携用物至床旁，核对老年人
	解释操作目的和配合方法，取得老年人配合
	协助老年人取半卧位，铺治疗巾于老年人颌下
	安装氧气装置（湿化瓶内不需湿化液）
	检查雾化器包装及效期，将药液注入雾化器内
	将雾化管道与氧气连接

续表

操作流程及规范	调节氧流量至 6～8L/min，避开明火及易燃物，注意用氧安全
	将口含嘴放入老年人口中，指导老年人口吸鼻呼，使药液充分吸入，以达到治疗效果
	治疗时间为 10～20min，治疗完毕，取下口含嘴，关闭氧气
	协助老年人漱口，擦净老年人口鼻
	取下雾化装置，卸下氧气表
	观察老年人反应及呼吸情况
	清理用物，垃圾分类处理
	洗手，记录
整体评价	操作熟练，准确，体现人文关怀
	严格遵守用氧安全原则
	老年人感到舒适，愿意配合治疗

有效排痰技术

准备	环境：安静安全、干净整洁、温湿度适宜		
	用物：手消毒液、枕头、痰盂、听诊器、水杯 2 个、痰杯、医嘱单、护理记录单、必要时备震荡排痰仪		
	护理人员：仪表符合要求，洗手，戴口罩		
	老年人：已进餐超过 2 小时，意识清醒，愿意配合		
操作流程及规范	核对医嘱，核对老年人身份		
	正确做好解释工作，做好评估		
	有效排痰	叩击法	餐前 30mim 或餐后 2h 进行。根据老年人病变部位采取相应体位，将治疗巾垫于老年人下颌处，五指并拢呈空杯状，利用腕力，从肺底由下向上、由外向内快速有节奏的叩击背部，避开脊柱和骨突部位，力度适宜
		体位引流	餐前 1～2h 或餐后 2h 进行
			根据老年人病灶部位和老年人的耐受程度选择合适的体位
			引流顺序：先上叶、后下叶；若有两个以上炎症部位，应引流痰液较多的部位。引流过程中，密切观察病情变化，出现心律失常、血压异常等并发症，立即停止引流，及时处理
		有效咳嗽	嘱老年人咳嗽，协助老年人排痰，并用纸巾包裹痰液；注意观察呼吸情况、痰液量、性质，必要时送检
			协助老年人漱口，清洁老年人面部
	再次评估肺部情况。听诊器自上而下听诊肺部：肺尖（胸骨两侧 1、2 肋间隙）、双肺底（锁骨中线与第 6 肋相交处），再听诊背部肺底部（肩胛下缘）		
	协助取舒适体位，整理床单元		
	洗手，记录排痰时间，整理用物，垃圾分类处理		
整体评价	操作熟练、准确，体现人文关怀		
	与老年人沟通有效，老年人愿意配合治疗		
	痰液排出，老年人无不适感		

实训 3-3

护理处于慢性阻塞性肺疾病稳定期的老年人

工作任务

你是呼吸内科病房的护理人员。李奶奶，70 岁，一周前以"慢性阻塞性肺疾病"收住呼吸内科病房，经治疗现病情得到控制，疾病稳定，老年人现有慢性咳嗽、咳痰和气喘现象，遵医嘱李奶奶今日出院。

请你针对上述情况，给予相应护理措施。

知识准备

处于慢性阻塞性肺疾病稳定期的老年人的护理知识点如图所示。

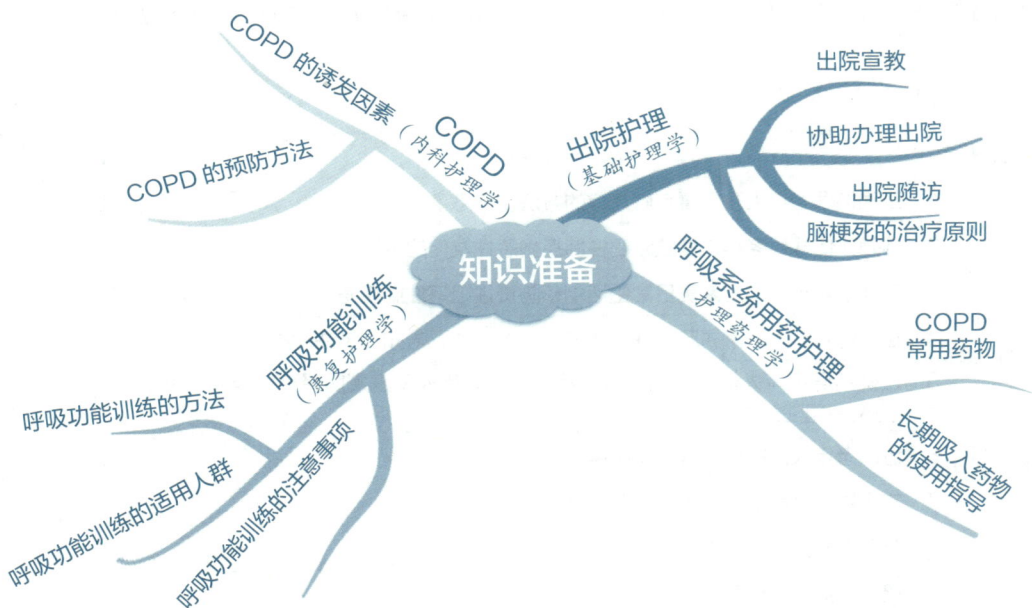

技能准备

本次实训任务中，需要用到的护理操作有家庭氧疗指导、呼吸康复训练指导、出院后访视等。

心理准备

本次实训任务中，老年人虽经住院治疗病情好转，但因担心回家后病情反复而出现担心、焦虑等心理问题，护理人员应理解老年人的感受，耐心解释病情反复发作的原因并做好出院指导，鼓励老年人回家后正确进行呼吸功能训练。家属可能由于老年人需长期使用吸入性药物，担心药物副作用对老年人产生不良影响而焦虑，护理人员应做好出院后老年人的回访，及时了解康复情况及用药情况。

实训过程

实训情境

呼吸内科病房内，李奶奶一周前因慢性阻塞性肺疾病导致呼吸困难、咳嗽咳痰严重入院，经治疗，病情好转，护理人员进入病房为老年人做出院健康指导，李奶奶正在整理自己的衣物准备出院。护理人员为李奶奶测量生命体征并做出院指导，测得体温36.1℃，呼吸 18 次 /min，脉搏 90 次 /min，血压 140/90mmHg，血氧饱和度 97%。护理人员遵医嘱协助老年人办理出院，出院后使用沙美特罗每次 50μg，每天 2 次。

实训流程及评分标准

项目	实训流程	分值	得分
实训内容	1. 正确指导老年人及家属家庭氧疗的方法及注意事项	15	
	2. 准确评估导致老年人慢性阻塞性肺疾病急性发作的诱因	12	
	3. 正确指导老年人及家属日常生活中预防慢性阻塞性肺疾病的方法	15	
	4. 正确向老年人及家属示范呼吸功能训练的方法，告知训练注意事项	15	
	5. 正确指导老年人使用长期吸入性药物，向老年人及家属解释药物作用、不良反应及使用注意事项	10	
	6. 协助老年人及家属办理出院手续	5	
	7. 安全协助家属护送老年人离开病区	5	
	8. 及时做好出院后访视	15	
整体评价	1. 操作规范、动作熟练	2	
	2. 沟通有效，态度和蔼	3	
	3. 工作安排合理有效，小组协作有力	3	
总分		100	

SP 互动建议

模拟老年人按照任务案例还原场景，配合完成上述实训内容，可在实训过程中进行以下互动：

互动时机	互动模拟要点
护理人员告知老年人今日出院	老年人表示希望延迟出院
护理人员告知老年人回家后需要家庭氧疗	老年人担心居家用氧安全问题
护理人员指导老年人出院后进行呼吸功能训练	家属担心老年人听不懂，不能掌握训练方法
护理人员示范呼吸八段锦	老年人担心自己体力不支，无法完成
护理人员指导老年人及家属使用吸入性药物	老年人和家属担心药物副作用

● 沟通示例

1. 给老年人和家属指导家用制氧机使用的目的和必要性　"李奶奶，您今天就可以出院了。因为慢性阻塞性肺疾病是一个慢性病，虽然现在您的症状好多了，但是平常您活动的时候可能还是会出现气喘、咳嗽的现象，您回家后每天还是要使用制氧机吸氧，平常吸吸氧，可以让您呼吸起来感觉更轻松一些，也可以防止疾病急性发作。我现在教您和您的家人回家后使用制氧机吸氧的方法好吗？"

2. 给家属指导制氧机的清洁保养方法　"先生您好，您回家后每天要用制氧机给李奶奶吸氧，同时制氧机也要按时清洁和保养。我现在教您制氧机清洁和保养的方法。制氧机清洗的时候不仅要清洁外部，也要清洁过滤网。机壳外部每月擦拭一次就可以了，但是过滤网要每半个月清洗一次。湿化瓶中的水每天要更换，湿化瓶每周清洗一次，吸氧管每三天清洗一次，吸氧管上鼻吸头每次使用后，都要用医用酒精擦拭，每2个月更换一次，吸氧管内保持干燥，不能有水滴。我讲清楚了吗？"

3. 给老年人介绍呼吸功能训练的目的和方法　"李奶奶您好，我是您的责任护士小刘。我给您介绍一下呼吸功能的训练方法。您别担心，呼吸功能训练很简单，您在家自己就可以做。您平常每天练习几次，长期坚持，有益于您的呼吸功能康复。李奶奶，请您放轻松，舒服地坐在这里就可以了，我现在教您做缩唇呼吸。请您像我这样做。吸气的时候闭嘴用鼻子深吸气，呼气时嘴唇缩拢像吹口哨的样子，持续而缓慢地呼气，同时收缩腹部，慢慢呼气。好的，李奶奶，您做得非常好。您回家以后每天做 3～4 组，每组重复 8～10 次。"

4. 给出院老年人打电话做随访　"喂，您好！请问您是李奶奶吗？我是医院呼吸内科的护士小刘，您前几天在这住过院的。今天我打电话给您做个出院后随访，我现在问您几个问题，李奶奶您出院后的还有咳嗽咳痰、气喘的情况吗？那您还是要坚持每天做呼吸功能训练。我教给您的训练方法您还记得吗？您每天练习的时候也不要太累，每天做 3 或 4 次，每次重复 8～10 次就可以了，如果有什么不舒服就立刻停止训练，到医院就诊。谢谢李奶奶，今天的随访就到这里，祝您身体健康。"

● 重点项目操作流程及规范

家用制氧机使用方法指导

准备	环境：安静安全、干净整洁		
	用物：准备家庭氧疗指导手册、制氧机		
	护理人员：衣帽整齐，精神饱满		
	老年人：已知晓操作目的，愿意配合		
操作流程及规范	开机		护理人员向老年人及家属演示并讲解家庭制氧机使用方法及注意事项
			打开透明罩，旋下湿化瓶
			加入纯净水至两个线之间
			轻轻旋紧湿化瓶，关上透明罩
			插上电源，打开开关
	吸氧		旋转流量调节旋钮，至所需流量，同时湿化瓶中应有气泡冒出
			连接吸氧管到输氧口，另一端佩戴好后，即可吸氧
	关机		先从面板输氧处拔下吸氧管
			关闭电源开关
			再拔下电源插头
	维护与保养		清洁外部，机壳外部每月擦拭清洁一次
			清洗过滤网，一级过滤器内的过滤网，每半个月清洗一次；二级过滤器内的过滤网，每月清洗一次
			清洗湿化瓶，湿化瓶中的水应每天更换，湿化瓶每周清洗一次，先用弱性清洁剂清洗，再用清水冲洗干净，以保证氧气的质量。清洗湿化瓶时，应注意清洗芯管和滤芯，以保证氧气畅通，输氧连接管内的水滴应排净
			清洗吸氧管，一般应每三天清洗一次，吸氧管上鼻吸头每次使用后，都要用医用酒精擦拭，每2个月更换一次，吸氧管内保持干燥，不能有水滴
整体评价	操作演示规范		
	讲解通俗易懂，体现人文关怀		
	老年人及家属听懂并学会家庭氧疗的方法		

指导 COPD 老年人有效呼吸

准备	环境：环境安静、舒适、整洁，温湿度适宜
	用物：蜡烛、记录本、记录笔
	护理人员：洗手、着装整齐、表情自然，语言亲切流畅、通俗易懂
	老年人：老年人已了解操作目的，愿意配合

续表

操作流程及规范	缩唇呼吸训练	核对老年人基本信息，协助取舒适体位
		吸气时闭嘴经鼻吸气（深吸），呼气时口唇缩拢似吹口哨状，持续而缓慢地呼气，同时收缩腹部（缓呼）
		吸气与呼气时间比为 1 : 2 或 1 : 3
		缩唇的程度与呼气流量：以能使距口唇 15～20cm 处、与口唇等高水平的蜡烛火焰随气流倾斜又不至于熄灭为宜
		呼吸功能锻炼：3～4 组 / 日，每组重复 8～10 次
	腹式呼吸训练	体位：取立位、平卧位或半卧位，全身肌肉放松，静息呼吸
		两手安放部位：一手放前胸部，一手放上腹部，感受自己的呼吸是否正确
		吸气时经鼻缓慢吸入，膈肌最大程度下降，腹肌松弛，腹部凸起，手感到腹部向上抬起。呼气时经口呼出，腹肌收缩，膈肌松弛，膈肌随腹腔内压增加而上抬，推动肺部气体排出，手感到腹部下降
		吸与呼之比为 1 : 2 或 1 : 3
		呼吸功能锻炼：3～4 组 / 日，每组重复 8～10 次
	整理床单元，协助老年人取舒适体位	
	洗手，记录	
整体评价	锻炼方法示范规范、熟练，能取得老年人有效的配合	
	及时询问老年人有无不适感，体现人文关怀	
	执行查对制度	

出院老年人随访

准备	获取随访老年人资料	延续护理服务部护理人员随访：护理人员进入医院出院信息平台，筛选符合随访的目标老年人，查看随访出院老年人的病情记录、医嘱、住院费用等，了解老年人住院治疗情况，确定随访的重点内容。必要时，在老年人出院前到病房探望老年人，向其主管医生、责任护士了解老年人的治疗效果、康复情况及存在的护理问题，确定居家护理要点
		病房专职随访护理人员或者责任护士随访：老年人出院时由责任护士对老年人进行资料登记，内容包括老年人一般资料、出院诊断、手术日期、手术方式、治疗情况、联系电话及主管医生等
操作流程及规范	电话随访	接通电话后，先确认老年人身份，再做自我介绍，说明致电的目的
		询问老年人出院后的疾病康复情况，给予必要的指导
		随访人员在回答老年人的问题时如果无法判断或者认为有异常的情况，应建议老年人返院就诊
		需要定期复诊的老年人，给予提醒
		询问老年人对医院的意见和建议，就老年人对治疗和随访的配合表示感谢
		记录随访内容
	平台互动	通过客户管理系统给目标随访老年人发送短信息，内容包括问候、询问出院后的疾病康复情况，回答老年人的咨询，给予健康指导，必要时提醒复诊
	上门访视	查看访视老年人资料，核对老年人的姓名、性别、年龄、诊断及访视内容等，备齐用物

续表

操作流程及规范	上门访视	致电老年人或家属，了解老年人一般情况，确定住址及到访的时间
		向老年人及家属做自我介绍，出示胸卡或工作证
		询问老年人一般情况、测量生命体征等情况并评估
		按常规进行治疗、护理、采集标本；评估家庭环境的安全性，指导、检查陪护及家属的照护工作；了解老年人用药情况，给予健康教育
		医疗垃圾带回医院，按规定分类处理
		若有标本，立即送检
		必要时与主管医生沟通，做好访视记录
	随访登记	对老年人提出的意见与建议，定期汇总、分类，反映给相应病区或部门，以便改进工作；同时上报主管部门、院领导，为医疗服务质量持续改进、医院领导决策提供参考
整体评价		按时访视、效果良好
		及时准确反馈访视信息
		沟通良好，体现人文关怀

应用与拓展

案例分析

1. 张某，男，78岁。咳嗽、咳痰10余年，因降温受凉导致咳嗽、咳痰症状加重，并伴有喘息，上下楼梯时喘息症状加重，面色青紫，精神欠佳，食欲缺乏。其家人送往医院就诊。

（1）考虑老年人发生了什么情况？为什么？病史询问还应收集哪些方面的资料？

（2）老年人情况严重吗？作为接诊护理人员，您会给老年人什么建议？为什么？

2. 赵某，男，65岁。因"慢性阻塞性肺疾病急性发作"住院治疗10天，病情好转，有轻微咳喘症状，今日出院。

（1）在协助老年人出院时护理人员应注意什么？

（2）针对该老年人的情况，护理人员应进行的出院健康指导应包括哪些内容？

课后实践

1. 以小组为单位，制作呼吸功能训练指导手册，在社区开展针对慢性阻塞性肺疾病老年人的呼吸功能训练宣讲活动。

2. 在社区开展老年人呼吸系统疾病调查，普及呼吸系统疾病预防保健常识。

（李莉萍　卢玉彬　郑　捷　吕香茹　赵晓芳）

骨质疏松老年人的护理

骨质疏松症是一种以骨量降低和骨组织微细结构被破坏为特征，导致骨的脆性增加和容易发生骨折的一种全身性的代谢性骨骼疾病。骨质疏松症按照病因分为原发性和继发性两类。原发性骨质疏松症多见于绝经后妇女和老年人。老年人性激素缺乏，会导致破骨细胞功能增强，同时抑制成骨细胞的功能，造成骨量丢失速度增加；衰老过程中营养素吸收能力下降，器官功能衰竭，维生素 D 缺乏及慢性负钙平衡，肠道钙吸收减少等会引起骨质疏松症。骨质疏松症是我国老年人群常见疾病之一。骨质疏松症患者早期无症状，随病情进展，患者感觉乏力、全身骨痛、跌倒或摔伤时容易发生脆性骨折，严重者导致身体变形，如驼背等。

目前，我国 50 岁以上的人群中约有 2.1 亿人为低骨量，60 岁以上人群中，骨质疏松患病率为 36%。骨质疏松已成为越来越严重的公共卫生问题。高龄、光照减少、长期制动或卧床、器官移植术后、过量饮酒、摔倒和长期服用糖皮质激素、免疫抑制剂、抗肿瘤药、甲状腺激素、促性腺激素等为骨质疏松症的危险因素。骨质疏松性骨折严重威胁老年人健康，一旦发生骨折，又会继发肺部和尿路感染、压力性损伤、下肢静脉血栓形成等并发症，甚至死亡。所以要关注老年人骨骼健康，关注骨质疏松，早发现、早诊断、早治疗，提升骨质疏松预防意识，远离脆性骨折。

治疗骨质疏松症的药物主要有：①钙剂和维生素 D，常用钙剂有碳酸钙、葡萄糖酸钙、枸橼酸钙等。钙剂宜空腹服用，多饮水以增加尿量，减少发生尿路结石的概率；维生素 D 不可与绿叶蔬菜同服。②性激素补充制剂，雌二醇等雌激素适用于女性绝经后骨质疏松，苯丙酸诺龙等雄激素类似物可用于男性老年病人。服用性激素必须遵医嘱，剂量要准确。服用雌激素应定期进行妇科和乳腺检查，服用雄激素应定期监测肝功能。③双膦酸盐，如依替膦酸二钠、帕米膦酸钠、阿仑膦酸钠。服用双膦酸盐期间应警惕发生食管炎、食管溃疡、食管糜烂等，如果出现咽下困难、吞咽痛或胸骨后疼痛，应立即停药。④降钙素。服用降钙素应注意观察食欲减退、恶心等不良反应。

实训 4-1

护理有发生骨质疏松风险的老年人

工作任务

你是某社区卫生服务中心的一名护理人员，10月20日是"世界骨质疏松日"，在这一天为社区内老年人开展骨骼健康指导及骨质疏松的预防活动。

请你主动热情接待老年人，开展骨骼健康指导及骨质疏松的预防活动。

知识准备

护理有发生骨质疏松风险老年人知识点如图所示。

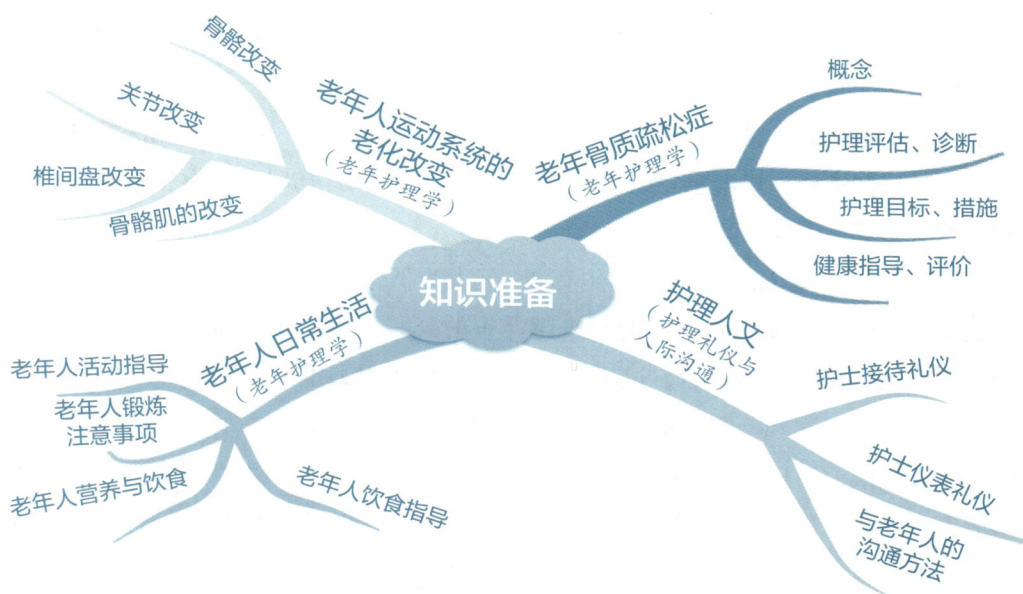

技能准备

本次实训任务中，可能用到的护理操作有老年人骨质疏松风险评估、老年人骨骼健康指导、老年人负重运动（力量锻炼）指导等。

心理准备

本次实训任务中，社区内老年人因对骨质疏松疾病知识的缺乏而感到迷茫，护理人员要以主动热情的态度接诊老年人，耐心细致地进行相关健康宣教和负重运动的锻炼指导。

实训过程

● 实训情境

某社区卫生服务中心，一位老年人在家人陪同下进入。自述经常感觉腰背部疼痛，活动后加重，休息后好转，伴乏力、烦躁，身高减低（5cm），无心慌、出汗。后自行间断服用"钙尔奇"1片/次，2次/天，效果欠佳。听说社区卫生中心有专业健康指导活动，前来参加。

社区护理人员现为老年人进行骨骼健康指导。

● 实训流程及评分标准

项目	实训流程	分值	得分
实训内容	1. 接诊老年人，态度热情诚恳	3	
	2. 对老年人进行骨质疏松的评估。重点练习骨质疏松风险评估单的使用、亚洲人骨质疏松自我筛查工具的使用	30	
	3. 向老年人及家属介绍骨质疏松的预防（健康宣教）	30	
	4. 指导老年人进行负重运动训练指导	30	
整体评价	1. 操作规范、动作熟练	2	
	2. 沟通有效，态度和蔼	3	
	3. 工作安排合理有效	2	
总分		100	

● SP 互动建议

模拟老年人按照任务案例还原场景，配合完成上述实训内容，可在实训过程中进行以下互动：

互动时机	互动模拟要点
护理人员走近打招呼	老年人态度热情，谈话积极
	老年人表情冷漠，不愿交淡
护理人员为其进行骨质疏松风险评估、健康教育	老年人点头，表示乐意接受
	老年人摇头，表示自己身体硬朗不需要

续表

互动时机	互动模拟要点
护理人员对老年人进行健康史采集	老年人实事求是，对答自如
	老年人敷衍了事，答非所问，偏离主题
护理人员为老年人进行身高、体重测量	老年人弯腰驼背、行动缓慢
	老年人穿着较厚、步履蹒跚
护理人员提出的问题涉及隐私	老年人言语表达不清、不愿如实回答
护理人员为其进行负重活动指导	老年人面带微笑、互动良好
	老年人表情淡漠、动作错误或不到位、产生肢体不适感
护理人员完成评估或负重活动指导	老年人表示自己记忆力不好，希望护理人员长期指导
	老年人表示对自身情况的担忧，有点焦虑

- 沟通示例

1．为老年人介绍骨质疏松 "阿姨，骨质疏松症是一种以骨量低、骨组织微结构损坏导致骨脆性增加、易发生骨折为特征的全身代谢性骨病，是一种与年龄增加相关的骨骼疾病。您和您的家人要引起重视。目前，咱们国家 50 岁以上人群骨质疏松症的患病率女性为 20.7%，男性为 14.4%。像您这样 60 岁以上人群骨质疏松症患病率明显增高，尤其是老年人可能会因为骨质疏松而导致脆性骨折，常见的就是椎体骨折及髋部骨折。"

2．为老年人进行量表评估前的沟通 "阿姨，为了初步筛查骨质疏松的情况，我一会儿会用两张量表来测试一下您目前的情况。我会用您能理解的方式来提问，如果您没听明白我的意思，就告诉我。同时，请您根据您的真实情况来回答，好吗？那好，我们现在准备开始。"

3．为老年人进行饮食指导 "奶奶，骨骼和身体的其他的组织器官一样，需要吸收营养物质。所以，良好的营养是控制和预防骨质疏松症的关键。有利于骨骼健康的饮食习惯包括多吃蔬菜、水果和粗粮；多吃植物蛋白和低脂乳制品；适量食用脂肪；摄入足够的钙；限制糖、盐和磷酸盐添加剂及限制酒精和咖啡因的摄入等，我们这里有这几条详细做法，上面还有常见食物中的含钙量，您可以带回家，在生活中给您提示。"

4．为老年人介绍骨质疏松的危害性 "奶奶，骨质疏松患者会发生腰酸背疼、身高变矮、驼背，不仅影响心肺功能，严重的甚至会发生'脆性骨折'。也就是说经受轻微外力的撞击或者是摔倒就有可能发生骨折。而骨质疏松性骨折的危害很大，很可能'一摔不起'，导致生活不能自理，生命质量明显下降。所以，我们一定要有预防为主的理念。"

● 重点项目操作流程及规范

老年人骨质疏松风险评估

准备	护理人员服装鞋帽整洁、仪表大方、举止端庄
	护理人员语言柔和恰当，态度和蔼可亲
	向老年人说明评估的目的和过程，取得老年人配合
	填表工具准备齐全
	沟通环境适宜，安静
操作流程及规范	利用国际骨质疏松基金会（IOF）骨质疏松症风险一分钟测试题表（附表一），询问老年人基本信息并填写
	为老年人进行身高和体重的测量并填写
	针对表中每道题目在规定时间内指导老年人进行准确作答
	根据测量结果给出进一步建议
	利用亚洲人骨质疏松自我筛查工具（OSTA）（附表二），进行 OSTA 指数评定
	根据测量结果给出进一步建议
	资料收集过程中应观察老年人的情绪反应
	细致耐心、善于倾听，给老年人足够的思考时间
	注重隐私的保密，资料收集准确、真实
整体评价	操作规范
	态度和蔼、有耐心
	沟通自然大方

老年人骨骼健康指导

准备	护理人员服装鞋帽整洁、仪表大方、举止端庄
	护理人员语言柔和恰当，态度和蔼可亲
	向老年人及家属说明骨骼健康指导的目的、强调骨骼保健中健康宣教的重要性，取得老年人配合
	沟通环境适宜，安静
操作流程及规范	饮食指导：讲解高钙饮食的重要性；举例说明含钙量较高的食品；列举常见食物中的含钙量
	生活方式指导：介绍日光照射的重要性及原理；讲解日光照射的方式和适宜时间；强调不良生活方式对骨骼健康的影响（如对于嗜烟嗜酒的老年人，强调要节制烟酒。对于厌食偏食的老年人，帮助其改变饮食结构从而增加食物的营养均衡性等）
	运动指导：介绍适合老年人的运动形式；介绍运动的注意事项
	心理干预：正确识别老年人出现的心理问题；介绍负面情绪对身体的影响；讲解正确疏导心理问题的途径和方法
	预防跌倒：告知预防跌倒的重要性；介绍常见预防跌倒的方法
	给予老年人适宜的沟通环境
	细致耐心、善于倾听，给老年人足够的思考和理解时间
整体评价	讲解专业
	态度和蔼，沟通自然

老年人负重运动（力量锻炼）指导

准备	护理人员服装鞋帽整洁、仪表大方、语言柔和恰当，态度和蔼可亲
	评估老年人及家属的心理状态与配合程度
	向老年人及家属解释操作目的、方法、注意事项及配合要点
	指导老年人穿宽松衣服
	选择合适的热身活动，热身活动时间充足
	环境整洁宽敞、温湿度适宜
	物品齐全：网球（可用等大等重的物品替代）、结实的椅子
操作流程及规范	握力锻炼：每只手握住一只网球，抬起至与肩平行；慢慢地握紧网球，直到用尽最大力气，然后保持 3～5s；慢慢放松；重复握紧、放松 10～15 次
	推墙练习：面朝墙壁站立，距离墙壁的距离略大于一侧上肢长度，两脚开立与肩同宽；身体向墙壁倾斜，两只手掌抵住墙壁，手掌高度与肩平，两掌距离与肩同宽；缓缓屈肘，将上半身缓缓靠近墙壁，两脚底保持接触地面；保持上述姿势 1s；缓缓将自己推起，直到两臂伸直；重复 10～15 次
	坐姿举重过头：手持重物举到肩侧，手掌向前；缓缓举臂过头，注意保持肘关节略微弯曲；保持上述姿势 1s；缓缓放下两手，回到肩侧；重复 10～15 次
	后抬腿：站在一只结实的椅子后，手扶椅子背保持平衡；慢慢地向正后方抬起一侧腿，此时不要屈膝或踮脚尖，身体尽量不要向前倾斜，站立腿应该轻微弯曲；保持上述姿势 1s；慢慢地放下腿；重复 10～15 次
	侧抬腿：站在一把结实的椅子后方，手扶椅背保持平衡；慢慢地向外侧抬起一条腿，保持身体竖直、脚尖向前，站立腿应该轻微弯曲；保持上述姿势 1s；慢慢地放下腿重复 10～15 次；换另一条腿，重复 10～15 次
	踮脚尖站立：站在一把结实的椅子后方，两脚开立与肩同宽，手扶椅背保持平衡；慢慢地踮脚尖站立，脚跟尽可能踮到最高；保持上述姿势 1s；慢慢地放下脚跟站平；重复 10～15 次
	关爱老年人，护患沟通有效
	指导老年人练习方法正确、有效
	灵活处理突发情况
整体评价	操作规范
	手法娴熟
	态度和蔼，沟通自然

● 附表

附表一　骨质疏松的风险评估

国际骨质疏松基金会 (IOF) 骨质疏松症风险一分钟测试题

姓名：　　　性别：　　年龄：　　身高：　　cm　体重：　　kg　电话：

1. 父母曾被诊断有骨质疏松或曾在轻微跌倒后骨折？　　　　　　　　　　　是☐否☐

2. 父母中一人有驼背？　　　　　　　　　　　　　　　　　　　　　　　　是☐否☐

3. 实际年龄超过 40 岁？　　　　　　　　　　　　　　　　　　　　　　　是☐否☐

4. 成年后是否曾经因为摔倒而发生骨折？　　　　　　　　　　　　　　　　是☐否☐

5. 是否经常摔倒（去年超过一次），或因为身体较虚弱而担心摔倒？　　　是□否□

6. 40 岁后的身高是否减少超过 3cm 以上？　　　是□否□

7. 是否体重过轻（BMI 值小于 $19kg/m^2$）？　　　是□否□

8. 是否曾服用类固醇激素（例如可的松、泼尼松）连续超过 3 个月（可的松通常用于治疗哮喘、类风湿关节炎和某些炎性疾病）？　　　是□否□

9. 是否患有类风湿关节炎？　　　是□否□

10. 是否被诊断出有甲状腺功能亢进或是甲状旁腺功能亢进、1 型糖尿病、克罗恩病或乳糜泻等胃肠疾病或营养不良？　　　是□否□

11. 女士回答：是否在 45 岁或以前就停经？　　　是□否□

12. 女士回答：除了怀孕、绝经或子宫切除外，是否曾停经超过 12 个月？是□否□

13. 女士回答：是否在 50 岁前切除卵巢又没有服用雌 / 孕激素补充剂？是□否□

14. 男性回答：是否出现过阳痿、性欲减退或其他雄激素过低的相关症状？是□否□

15. 是否经常大量饮酒（每天饮用超过两单位的乙醇，相当于啤酒 1 斤、葡萄酒 3 两或烈性酒 1 两）？　　　是□否□

16. 目前习惯吸烟，或曾经吸烟？　　　是□否□

17. 每天运动量少于 30min（包括做家务、走路和跑步等）？　　　是□否□

18. 是否不能食用乳制品，又没有服用钙片？　　　是□否□

19. 每天从事户外活动时间是否少于 10min，有没有服用维生素 D？　　　是□否□

上述问题，只要其中有一题回答结果为"是"，即为阳性，提示存在骨质疏松症的风险，并建议进行骨密度检查或通过骨折风险评估工具（FRAX）进行风险评估。

附表二　亚洲人骨质疏松自我筛查工具（OSTA）

OSTA 指数 = [体重（kg）– 年龄（岁）]×0.2，结果评定如下	
风险级别	OSTA 指数
低	> –1
中	–4 ~ –1
高	< –4

一般来讲，年龄越大，体重越低，骨质疏松的风险越高。风险级别为中到高，就需要行双能 X 线骨密度测定确诊。

实训 4-2

为骨质疏松老年人提供生活护理

工作任务

你是某医养中心的护理人员，机构内入住的大部分老年人都有骨质疏松的症状。

田奶奶，70 岁，高血压病史 10 余年，于 5 年前因"脑出血"而出现左侧肢体活动不利，两个月前因摔倒致腕部骨折，在机构接受肢体康复功能锻炼，但是效果不佳。近一个月老年人感腰背部、膝关节疼痛明显加重，尤以弯腰和下蹲时加剧，医生诊断为"骨质疏松症"。平日生活中由于担心摔倒，活动量少，睡眠质量差，不喜欢吃乳制品。

请你根据老年人情况，全面、准确地评估老年人的病情，并做好各项护理工作。

知识准备

为骨质疏松老年人提供生活护理知识点如图所示。

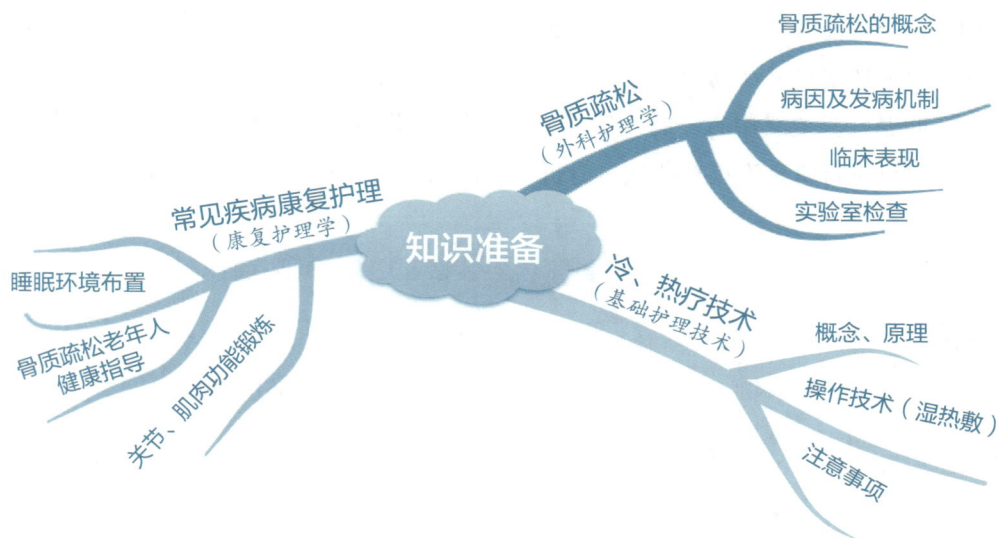

技能准备

本次实训任务中，可能用到的护理操作有湿热敷、关节功能锻炼、为老年人布置睡眠环境等。

心理准备

本次实训任务中，老年人由于腰背部、膝关节疼痛感到担忧和烦躁，又因曾发生过骨折，害怕再次摔倒而产生对功能训练的抵触情绪。因此，护理人员在与老年人沟通时，一定要先从健康教育做起，耐心地讲解成功案例，帮助老年人树立疾病康复的信心，建立"早知道、早行动、早康复"的理念，循序渐进地帮助老年人做好康复技能训练，指导老年人建立良好健康的生活习惯，以减轻病痛，提高老年人生活质量。

实训过程

● 实训情境

医养中心内，田奶奶找到护理人员，自述腰背部、膝关节痛，弯腰和下蹲时加剧。既往发生过骨折。平日生活中由于担心再次摔倒，活动量少，睡眠质量差，不喜欢吃乳制品。护理人员现为老年人进行相关护理操作。

● 实训流程及评分标准

项目	实训流程	分值	得分
实训内容	1. 接待老年人，态度热情诚恳	4	
	2. 用湿热敷的方法帮助老年人减轻腰背部、膝关节疼痛	30	
	3. 关节功能锻炼	30	
	4. 布置睡眠环境	30	
整体评价	1. 操作规范、动作熟练	2	
	2. 沟通有效，态度和蔼	2	
	3. 工作安排合理有效	2	
总分		100	

● SP 互动建议

模拟老年人按照任务案例还原场景，配合完成上述实训内容，可在实训过程中进行以下互动：

互动时机	互动模拟要点
护理人员为老年人进行湿热敷	老年人很配合，想让疼痛快速缓解
护理人员评估老年人肢体活动情况	老年人表示不耐烦，不愿意配合
护理人员指导其进行关节功能训练	老年人害怕疼痛，表示拒绝
护理人员为老年人进行睡眠环境布置	老年人表示未到睡眠时间，不想睡觉

● 沟通示例

1. 为老年人介绍湿热敷的作用及注意事项 "奶奶，为了缓解您的膝关节不适，一会儿我用湿热的毛巾给您的膝关节做湿热敷。湿热敷有舒筋活络和缓解疼痛的功效，做完您就会觉得舒服很多。奶奶，热湿敷过程中，如果您觉得有任何不舒服请马上告诉我，我也会随时观察您局部皮肤情况的。为了保持局部一定温度，我会及时更换敷布，大概每 3～5min 一次，从而保证治疗效果。最后，湿热敷操作后您不要着急离开，在这里休息 15min 再外出，以防受凉感冒。"

2. 为老年人讲解关节功能锻炼的必要性 "奶奶，我来给您讲解一下关节功能锻炼的必要性。人上了年纪，咱们的关节问题就会出现。因为到了晚年之后体内的性激素水平降低，于是骨的生长减缓，钙盐沉积减少，骨质就变得疏松，骨质疏松就容易驼背缩胸。若遇上轻微扭挫、过度疲劳、感受风寒、内分泌失调等诱因，就可能出现脊椎关节错位、椎间盘突出、韧带钙化或骨质增生，对神经根、椎动静脉、脊髓或交感神经等产生直接或间接的刺激或压迫，甚至导致自主神经功能的紊乱，而引起多种临床综合征。咱们通过关节功能锻炼，能增加各关节的稳固性和灵活性，使关节疼痛通过适当和有节奏的运动锻炼得到舒缓，达到预防关节疼痛的目的。"

● **重点项目操作流程及规范**

湿热敷操作

准备		护理人员着装整洁、洗手、戴口罩	
		用物备齐：多功能护理床、枕头、棉被、治疗车、治疗盘、橡胶单、浴巾、毛巾、敷布、纱布、量杯、温热水、弯盘、凡士林油、棉签、水盆、大镊子、水温计、记录单、笔、免洗洗手液等	
		评估老年人的病情、意识状态、功能障碍情况；评估全身及局部皮肤情况；评估老年人及家属的心理状态与配合程度；向老年人及家属解释操作目的、方法、注意事项及配合要点	
		房间干净整齐、关闭门窗保暖	
		携用物至床旁，推治疗车置于老年人床边合适位置；核对老年人，向老年人问好	
操作流程及规范	暴露部位	放下床栏，打开盖被，充分暴露两侧膝关节部位；左手托起腘窝部，右手铺好橡胶单和浴巾；涂凡士林油，面积大于敷布；将纱布抖开盖在老年人膝盖上	
	调水温	测水温 50～60℃之间，测完之后，擦干水温计，并妥善放置；将温水倒入水盆中	
	湿热敷	将敷布在水盆中浸透，持大镊子拧干不滴水为宜；在手腕掌侧测试温度感觉不烫，放于老年人膝关节部位的纱布上；将干毛巾盖在敷布上面，以防散热过快	
	观察	湿热敷期间观察局部皮肤有无发红、烫伤等情况；每 3～5min 更换一次敷布；水盆内随时加热水保持温度，湿热敷时间为 20～30min；若有异常，立即停止并报告	
	整理	湿热敷完毕	打开毛巾，撤去敷布放入水盆。用纱布擦干水渍，用毛巾擦干皮肤水痕并整理衣裤。检查裤子及床单有无污染，整理床单位询问老年人需求，携物离开
		整理记录	将热敷巾洗净晾干备用；七步洗手法洗净双手
			记录湿热敷时间、湿热敷前后局部皮肤情况

续表

整体评价	操作规范，动作轻柔准确，床单位整洁，老年人舒适，达到湿热敷效果		
	手法娴熟		
	态度和蔼，沟通自然		

关节功能锻炼

准备	护理人员着装整洁，洗手戴口罩		
	用物按需准备		
	评估老年人的病情、意识状态、功能障碍情况，评估老年人及家属的心理状态与配合程度，向老年人及家属解释操作目的、方法、注意事项及配合要点		
	环境整洁、温湿度适宜，符合操作要求		
操作流程及规范	核对解释		核对老年人信息正确，解释清楚，老年人能理解，取得老年人的配合
	运动前准备		指导老年人穿宽松衣服；调节床高度，盖被折至床尾；老年人取自然放松姿势
	关节功能锻炼	肩关节	双臂靠在躯体前下方合十指平举，从身体两侧放下；屈肘手搭肩由外向内旋转，再由内向外旋转
		肘关节	屈肘手触肩，复原；屈肘 90°，前臂旋前旋后
		腕关节	压掌运动：掌心相对，双手相扣，一只手轻轻用力将另一只手压向背屈，双手交替进行；旋转运动：腕关节正反向缓慢旋转
		手指关节	屈指运动：用力握拳，顺序为远端指间关节、近端指间关节、掌指关节；伸指运动：顺序为掌指关节、近端指间关节、远端指间关节，与屈指运动相反；压指运动：一只手掌心向下平放于桌面，用另一只手掌根垂直压于前一只手背上，轻轻加压直至桌面上的手指伸直；对指运动：各手指轮流与拇指相对
		膝关节	平卧位：做膝关节主、被动屈曲；训练坐位：双腿下垂，双足悬床，膝关节似"钟摆"来回摆动
		踝关节	坐位，做屈伸及两侧旋转运动
		趾关节	足趾向上屈起，复原，向下卷曲，复原
		每组动作 5~10 次（2~3 组/日）	
		老年人出现疼痛、疲劳、痉挛或抵抗反应时，应停止操作	
	观察记录		观察老年人的反应；洗手，记录
	关爱老年人，护患沟通有效		
	指导老年人练习方法正确、有效		
	灵活处理突发情况		
整体评价	操作规范		
	手法娴熟		
	态度和蔼，沟通自然		

睡眠环境的布置

准备	物品准备：齐全，操作过程不缺用物、能满足完成整个操作，设备性能完好		
	环境准备：温湿度适宜，光线明亮，空气清新		
	操作过程中注意老年人准备：老年人状态良好，可以配合操作（以沟通交流方式进行）		
	护理人员准备：穿戴整洁，修剪指甲，洗手，戴口罩		
操作流程及规范	问好、自我介绍		
	采用有效方法核对照护对象基本信息		
	对老年人进行综合评估：全身情况（如精神状态、饮食、大小便、睡眠等）；局部情况（如肌力、肢体活动度、皮肤情况等）；特殊情况（针对本情境可能存在的情况）		
	为老年人介绍照护任务、任务目的、操作时间、关键步骤；介绍需要老年人注意和（或）配合的内容；询问老年人对沟通解释过程是否存在疑问，并且愿意配合		
	询问老年人有无其他需求，环境和体位等是否舒适，询问老年人是否可以开始操作		
		布置环境	屋内适宜通风后关闭门窗，拉好窗帘，确认温湿度适宜老年人入睡；放下床栏，检查床褥厚薄适宜并铺平，展开盖被"S"形折叠对侧或床尾，拍松枕头；确认无其他影响睡眠的因素（包括但不限于噪声）；操作中注意语言合理，方法正确
		体位转移	打开刹车，推轮椅至床边，呈 30°~45° 夹角，刹车；取下支撑老年人身体的软垫，让老年人双脚着地，打开安全带；协助老年人坐到轮椅前方便站立的位置；协助老年人站立；协助老年人坐在床边；嘱老年人用健侧手掌按住床面，身体稍微向健侧倾斜，协助老年人，使老年人慢慢仰卧于床上；嘱老年人用健侧手掌按住床面，健侧下肢屈曲，健侧脚掌撑住床面，尽力用健侧肢体带动患侧肢体向床的左侧移动，平卧于对侧的床边位置；帮助老年人整体翻身，侧卧于床中间位置；取软枕垫于老年人后面肩背部，固定体位，并在身体合适位置使用软枕
			操作中注意应用老年人自身力量、有安全意识、注意观察老年人反应；操作中注意动作轻柔稳妥，注意与老年人沟通交流；操作中注意保护患侧肢体
		整理床铺	整理床铺平整、舒适；盖好盖被，折好被筒，支起床栏，检查床栏安全
		离开房间	嘱咐老年人休息，将轮椅摆放固定位置备用；开启地灯，关闭大灯；护士开门退出，关闭房门
	老年人睡前卧室要通风换气，避免因空气浑浊影响睡眠		
	根据季节准备适宜的被褥		
	注意枕头软硬，高低适中		
	屋内通风时避免老年人受凉		
整体评价	操作规范		
	手法娴熟		
	态度和蔼，沟通自然		

实训 4-3

护理骨质疏松骨折术前的老年人

工作任务

你是关节骨科病房的护理人员，今日接诊了一位女性老年人，具体情况如下：

董奶奶，81 岁，是一位骨质疏松的老年人。在家中吃饭时因板凳没坐稳而跌倒，臀部着地，出现右肘部擦伤出血，左髋关节疼痛、肿胀的症状，家人立刻将老年人送到医院进行诊治。综合老年人的症状、体征、影像学检测结果，诊断为股骨颈骨折。

请你根据老年人现在情况，全面评估老年人病情并为老年人实施相关护理措施。

知识准备

护理骨质疏松骨折术前老年人知识点如图所示。

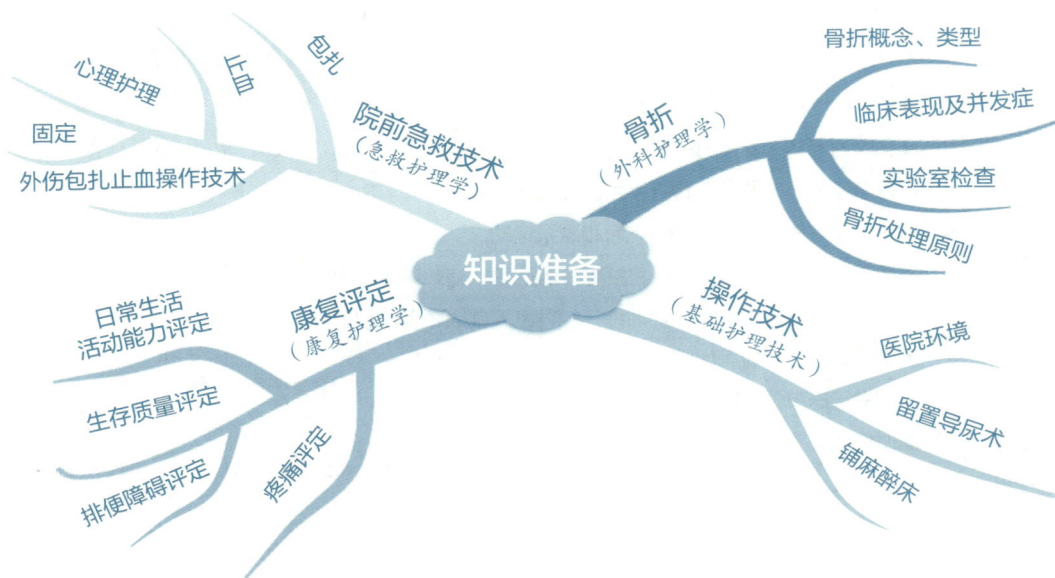

技能准备

本次实训任务着重骨折紧急处理及术前护理，可能用到的护理操作有外伤包扎止血、留置导尿术、铺麻醉床等。

心理准备

本次实训任务中，老年人由于骨折入院，面对陌生的医院环境，对手术治疗及疾病预后等感到焦虑和恐惧，护理人员应该耐心倾听老年人的主诉，有针对性地进行健康教育以打消老年人的顾虑。由于老年人骨折后自理能力下降，再加上骨折所致的疼痛，老年人可能出现对待护理人员态度冷漠甚至暴躁的情绪，护理人员要理解老年人。

实训过程

• 实训情境

董奶奶在家人的陪同下进入某医院关节骨科病房。董奶奶是一位骨质疏松的老年人，因跌倒导致右肘部擦伤有少量渗血、左髋关节疼痛伴肿胀。入院诊断为股骨颈骨折。

护理人员立刻为老年人进行包扎止血固定。现在根据医生建议老年人采取人工股骨头置换术，经过医生和老年人及家属的充分沟通后，老年人同意接受手术治疗。护理人员为老年人安置留置导尿管、准备术后的麻醉床。

• 实训流程及评分标准

项目	实训流程	分值	得分
实训内容	1. 准确评估老年人情况，了解基本伤情，及时上报医生	5	
	2. 遵医嘱为老年人右侧肘部进行包扎、止血、固定	20	
	3. 解答老年人及家属关于骨折手术的疑问	5	
	4. 指导老年人做股四头肌舒缩练习和踝泵运动	10	
	5. 指导老年人做呼吸道训练，包括深呼吸练习、有效咳嗽练习等	10	
	6. 指导老年人进行床上大小便训练，指导家属或照顾者使用便器	10	
	7. 术前为老年人留置导尿管	15	
	8. 术前进行床单位的准备：铺麻醉床	15	
整体评价	1. 操作规范、动作熟练	5	
	2. 沟通有效，态度和蔼	5	
总分		100	

• SP 互动建议

互动时机	互动模拟要点
护理人员询问病史	老年人不断呻吟，表示疼痛，身体不适
护理人员为其包扎止血	老年人表示疼痛，询问自己有没有骨折
护理人员提出要做股骨颈手术	老年人及家属表示震惊，认为只是摔了一跤，不至于要做手术
护理人员提出术前要放置导尿管	老年人表示抗拒，怕疼，怕感染

- 沟通示例

1. 为老年人讲解包扎的目的 "奶奶，您好，我刚检查了一下，您肘部关节功能没有障碍，初步判断为肘部毛细血管渗血，接下来，我要为您进行伤口的包扎处理，您别担心，我会尽快处理的。先用碘伏消毒创面，再用无菌纱布及辅料给您进行包扎，包扎可以保护伤口，减少污染、压迫止血，这样有利于创面愈合。"

2. 向老年人介绍导尿的目的 "奶奶，您好，我是您的责任护士。由于您现在骨折需要做手术，在术前需要做一些准备工作，其中一项就是留置导尿术。奶奶，别担心，我给您简单介绍一下这项操作。留置导尿术就是将一根导尿管经尿道插入膀胱，在导尿管的前端有个气囊，我会用注射器将气囊充起，然后把尿管固定在膀胱内，是持续引流尿液的一种方法。奶奶，我这样说，您能理解吗？由于您手术时间较长，做留置导尿可以保持会阴部的清洁干燥，避免在手术时污染手术区域，减少感染的发生。"

3. 向老年人介绍骨质疏松和骨折的关系 "奶奶，您是不是觉得只是轻轻地摔了一跤，怎么就骨折了呢？其实，这是因为骨质疏松的原因。因为在发生骨质疏松以后，骨骼的韧性、牢固程度就会明显减弱，所以在遭受比较小的创伤，或者是过度受压以后，就会引起骨折的情况，这种情况尤其在老年群体中是比较多见的。"

- 重点项目操作流程及规范

为外伤老年人包扎止血

准备	环境：温湿度适宜，光线明亮，空气清新
	用物：木制夹板（长短合适、内置衬垫）、绷带、三角巾、别针；无菌容器内盛无菌敷料（棉垫、纱布），碘伏、棉签、胶布、剪刀、记录单、治疗车、免洗洗手液、医疗垃圾桶、生活垃圾桶等
	护理人员：操作过程中着装等符合规范
	老年人：知晓包扎目的，可以配合操作
操作流程及规范	向老年人问好、自我介绍、友好微笑、称呼恰当、举止得体
	采用有效方法核对老年人基本信息
	对老年人进行综合评估：全身情况（如精神状态、饮食、大小便、睡眠等）；局部情况（如外伤部位、肌力、肢体活动度、皮肤情况等）
	为老年人介绍操作目的、方法和注意事项，取得合作
	安抚老年人情绪，帮助老年人取安全舒适体位
	帮助老年人暴露右侧肘部伤口
	处理、清洁伤口后取棉棒蘸碘伏轻沾伤口并由内向外擦拭消毒周围皮肤两次
	取无菌纱布覆盖创面伤口并固定
	用绷带呈"8"字形围绕关节包扎，在肘关节中央环形包扎两圈，第三圈开始，绷带绕肘向近心端压住环形圈上 1/3，第四圈绷带绕肘向远心端压住环形圈下 1/3。如此反复在肘窝交叉，直至将伤口包扎完毕，在肘关节上方的外侧固定绷带末端

续表

操作流程 及规范	为老年人取舒适体位并强调注意事项
	沟通方式恰当，如讲解与示范相结合
	表达准确、逻辑清晰、重点突出
整体 评价	操作规范，手法轻柔
	态度和蔼，沟通自然
	爱伤观念强，与老年人沟通有效，达到预期效果
	具有人文关怀及爱伤观念，关心尊重老年人，注意老年人感受

<h3 style="text-align:center">女性老年人留置导尿术</h3>

准备	环境：病室整洁宽敞、光线明亮、温湿度适宜，必要时用屏风或围帘遮挡
	用物：治疗车上层放一次性导尿包，手消毒液，弯盘，一次性垫巾或橡胶单及治疗巾一套，浴巾；治疗车下层放便盆及便盆巾，生活垃圾桶、医用垃圾桶
	护理人员：衣帽穿戴整洁、七步洗手法洗手
	老年人：评估老年人病情、心理状态、自理能力等

操作流程 及规范	核对 解释	携用物至老年人床旁，核对老年人 解释留置导尿目的、方法和配合事项
	摆位 垫巾	移开床旁椅于同侧床尾，便盆放于床旁椅上；松床尾盖被；脱对侧裤腿盖近侧腿上，近侧腿盖浴巾，对侧腿用盖被遮盖；一次性垫巾垫于老年人臀下；协助老年人取屈膝仰卧位，两腿略外展，暴露会阴部
	初步 消毒	核对检查并打开导尿包，取初步消毒用物，弯盘置于近外阴处；左手戴手套，将消毒液棉球倒入小方盘内；右手持镊子夹取消毒液棉球按顺序依次消毒阴阜、大阴唇、小阴唇和尿道口；消毒完毕，脱下手套置于弯盘内，将弯盘及小方盘移至床尾
	开导 尿包	检查导尿包有效期；在老年人两腿之间打开导尿包，按照无菌要求打开内侧治疗巾；按照无菌要求正确佩戴无菌手套；铺洞巾于外阴处，暴露会阴部，使洞巾和治疗巾内层形成无菌区域；按操作要求排列用物；选择合适的导尿管，用液状石蜡润滑导尿管前端
	再次 消毒	取消毒液棉球放于弯盘内，弯盘置于外阴处；左手拇指和示指分开并固定小阴唇，右手持镊子夹取消毒液棉球，依次消毒尿道口、两侧小阴唇、尿道口；污棉球、弯盘和镊子放于床尾
	插管	左手继续固定小阴唇，右手将方盘移至洞巾旁；嘱老年人张口呼吸，用另一镊子夹持导尿管对准尿道口轻轻插入 4～6cm，见尿液流出后再插入 7～10cm，夹住导尿管尾端
	固定	连接注射器，根据导尿管注明的气囊容积向气囊内注入等量无菌溶液
	引流 观察	移开洞巾，将导尿管末端与集尿袋引流管接头处相连接；用橡皮圈和别针将集尿袋的引流管固定在床单上，集尿袋低于膀胱高度位置固定；询问老年人感受，指导注意事项
	整理 记录	撤去用物，脱手套，卫生手消毒；协助取舒适卧位，整理床单位；分类清理用物；洗手、记录
整体 评价		无菌观念强，程序正确，动作规范，操作熟练
		具有人文关怀及爱伤观念，关心尊重老年人，注意老年人感受，选择光滑和粗细合适的导尿管，动作轻柔，防止损伤尿道黏膜
		操作过程中注意保护老年人隐私，适当采取保暖措施，防止其受凉
		护患沟通有效，老年人理解留置导尿的意义，能积极配合操作

铺麻醉床

准备	环境：病室内无其他老年人进餐及治疗，适合操作
	用物：床、床垫、床褥、大单、棉胎、被套、枕芯、枕套、中单、橡胶中单、麻醉护理盘、输液架
	护理人员：穿戴整洁、用七步洗手法洗手、戴口罩
操作流程及规范	**携用物至床旁** 再次评估环境，检查床及床垫；移开床旁桌距床 20cm，椅距床尾正中 15cm（椅背朝外），将用物放于椅子上或护理车上；翻转床垫（纵翻或横翻），上缘紧靠床头，由上而下铺床褥
	铺床单（包角法） 将大单横、纵中线对齐床头中线，放于床褥上，向床尾依次打开，再向两侧打开；先铺近侧床头大单，一手托起床垫一角，一手伸过床头中线将大单塞入床垫下。在距床头约 30cm 处，向上提起大单边缘，使其同床边垂直，呈一等腰三角形，以床沿为界将三角形分为上下两部分，将上半部分置于床垫上，下半部分平整塞入床垫下；再将上半部分翻下平整塞入床垫下；同法铺床尾大单；两手将大单中部边缘拉紧，平整塞入床垫下；根据老年人的麻醉方式和手术部位铺橡胶单和中单，将橡胶中单和中单边缘下垂部分一并塞于床垫下；转至对侧，分层铺好对侧大单、橡胶单和中单
	套被套（S）式 将被套横、纵中线对齐床头中线放置，分别向床尾、床两侧打开，开口向床尾，中缝与床中线对齐；将被套尾部开口端的上层打开至 1/3 处；再将"S"形折叠的棉胎放入被套尾端的开口处，底边与被套开口边缘平齐；拉棉胎上边缘至被套封口端，按照先远侧后近侧的顺序对好两上角，展开棉胎，平铺于被套内，至床尾逐层拉平盖被，尾端开口用系带系好；将盖被两侧边缘向内折叠于一侧床边，开口处向门
	套枕套 将枕套套于枕芯上，系带，四角充实，横立于床头，开口端背门
	整理记录 将床旁桌移回原处，床旁椅移至盖被折叠侧；将麻醉护理盘放于床旁桌上，其余用物放于合适的位置；整理用物，洗手、记录
整体评价	程序正确，动作规范，操作熟练
	铺床做到"平、整、紧、实、美"
	操作过程流畅、未影响其他人的治疗护理等活动
	操作动作敏捷、轻稳、符合节力原则

实训 4-4

护理骨质疏松骨折术后的老年人

🔲 工作任务

你是关节骨科病房的护理人员。董奶奶，81 岁，是一位骨质疏松的老年人。在家中吃饭时因板凳没坐稳而跌倒，臀部着地，左髋关节出现疼痛、肿胀的症状。经诊断为股骨颈骨折，经手术治疗已返回病房，请你做好术后护理。

📖 知识准备

护理骨质疏松骨折术后老年人知识点如图所示。

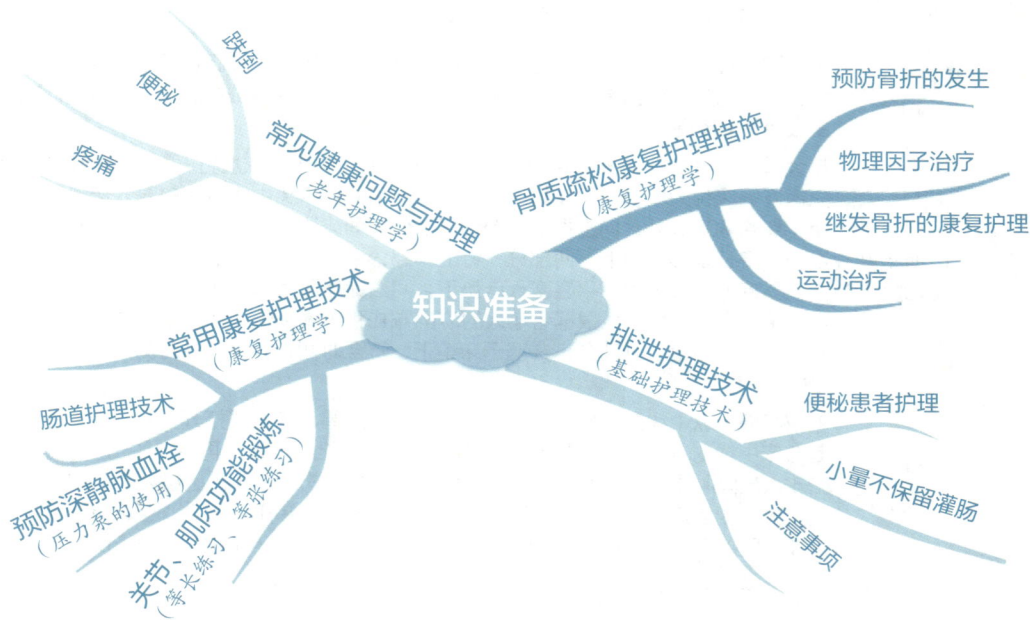

⚛ 技能准备

本次实训任务中，可能用到的护理操作有预防深静脉血栓压力泵的使用、下肢肌肉功能锻炼、小量不保留灌肠、引流管的护理、骨折术后出院宣教等。

👤 心理准备

本次实训任务中，老年人因骨折手术而活动受限，日常生活需要家人和护理人员照料，可能会觉得自己是累赘和麻烦，再加上治疗和护理需要，身体暴露。护理人员应充分尊重患者，减少不必要的暴露，指导患者完成力所能及的自我照顾，肯定患者在康复中的主动积极性，在接触身体时做充分的解释和说明。

⟳ 实训过程

● 实训情境

董奶奶因骨质疏松骨折行人工股骨头置换术后，生命体征平稳、意识清楚，切口缝合良好，少量渗血，引流通畅，固定良好。双下肢感觉正常，患侧各趾活动正常，末梢血运良好。但两天后，董奶奶发生了便秘。

● 实训流程及评分标准

项目	实训流程	分值	得分
实训内容	1. 准确评估老年人情况，采取相应的护理措施	5	
	2. 为老年人安置适合体位：抬高患肢15°～20°，保持患肢于外展30°中立位。患肢穿矫正鞋，两大腿之间可放置软枕以防止患肢外旋、内收	15	
	3. 做好引流管护理	15	
	4. 指导老人练习踝关节屈伸运动，股四头肌的舒缩运动	15	
	5. 使用预防深静脉血栓压力泵	15	
	6. 老年人发生便秘，为老年人进行小量不保留灌肠操作	15	
	7. 出院指导	15	
整体评价	1. 操作规范、动作熟练	2	
	2. 沟通有效，态度和蔼	3	
总分		100	

● SP 互动建议

互动时机	互动模拟要点
护理人员为老年人安置体位	老年人询问腿能不能改变位置
护理人员为老年人更换引流袋	老年人询问什么时候可以拔管
护理人员为老年人使用压力泵	老年人询问作用效果和费用问题
护理人员指导老年人进行等张、等长功能锻炼	老年人表示不理解、不会做
护理人员为老年人进行灌肠操作	老年人表示腹胀，需立即排便

● 沟通示例

1. 向老年人解释预防深静脉血栓压力泵使用的目的　"奶奶，您做完手术了，术后需要卧床休息，但是长时间卧床，可能会出现一些并发症，例如深静脉血栓形成，脱落的栓子会随着血液循环进入肺内，从而导致肺栓塞，这种情况是非常危急的，不过奶奶，您别担心，随着科技的发展，我们医疗护理水平也在提升，您看，在你眼前的这台机器它的名字叫'预防深静脉血栓压力泵'，它就是专门用来预防深静脉血栓形成的，我们每天都会过来给您做治疗的，只要您好好配合，相信您会很快康复的。"

2. 向老年人解释"小量不保留灌肠"的目的　"奶奶，你好，听您说最近有点便秘对吗？您在未住院之前排便咋样啊？多久排便一次？奶奶，由于您现在已经一周没有排便了，所以医生根据您的情况给您开了'灌肠'的医嘱。您以前有做过灌肠吗？我给您简单介绍一下啊，灌肠就是将一定量的液体由肛门经直肠灌入结肠，以帮助您排便，我这样说，您能理解吗？由于您刚做完手术不久，身体比较虚弱，医生给您开的医嘱是小量不保留灌肠。"

● 重点项目操作流程及规范

预防深静脉血栓压力泵的使用

准备	护理人员七步洗手法洗手
	评估老年人：判断意识，确认老年人意识清楚能够配合护理人员工作；评估老年人肢体活动情况；协助老年人取舒适体位——仰卧位
	检查压力泵性能是否良好；纱布、乙醇消毒液
操作流程及规范	核对老年人基本信息；检查机器性能，擦拭消毒压力泵腿部绷带；左右腿放置舒适，套上腿套；接通电源，遵医嘱进行参数与时间设置；询问老年人是否舒适，每10min巡视病房，观察机器性能、老年人情况是否良好
整理记录	关闭电源，为老年人脱去腿套，安置舒适体位；整理用物，洗手、记录
注意事项	使用前检查设备是否完好
	每次治疗前检查局部皮肤情况，若有溃疡或压疮，应加以隔离保护再进行治疗，若有出血伤口应暂缓治疗
	治疗应在老年人意识清醒的情况下进行
	治疗过程中应注意观察患肢的皮肤变化情况并询问老年人感受，根据情况及时调整，若有异常感觉，应立即停止使用
整体评价	程序正确，操作规范，动作熟练
	关心尊重老年人，注意老年人感受
	护患沟通良好有效

下肢肌肉功能锻炼

准备		评估老年人：判断意识，确认老年人意识清楚能够配合护理人员工作；评估模拟老年人伤情、有无肿胀、畸形、异常活动等；向老年人解释并取得合作
		协助老年人取舒适体位，护理人员七步洗手法洗手
		常用急救物品准备，如氧气；等张功能锻炼用物准备，不同重量的沙袋
操作流程及规范	等长运动	指导老年人正确收缩股四头肌及腓肠肌；当卧位休息时，老年人每小时内做股四头肌操5min
	等张运动	一种对抗固定阻力的运动，肌肉的长度改变，阻力不变，如悬挂一定重量的沙袋是锻炼大腿肌肉的有效方法
整理记录		撤出用物，安置好老年人；洗手、记录功能锻炼的效果、时间等
注意事项		掌握运动量及频度，肌肉达到适度疲劳即可，每次练习后有适当间歇让肌肉充分复原
		练习效果与老年人的主观努力密切相关，须使其充分理解与配合，使其掌握练习要领，经常进行鼓励，及时显示练习效果以巩固其信心
		强力肌力练习前后做准备及放松运动，避免出现肌肉损伤
整体评价		关心尊重老年人，注意老年人感受
		护患沟通良好有效
		动作轻稳协调一致，确保老年人安全舒适，操作熟练、程序规范
		注意遵循节力原则

小量不保留灌肠

准备	病室整洁、宽敞、光线明亮、温湿度适宜，必要时使用屏风或围帘遮挡
	知晓老年人临床诊断、病情、意识状态、肛门皮肤黏膜情况；了解老年人心理状态及对灌肠的理解、配合程度
	护理人员七步洗手法洗手，戴口罩
	治疗车上层：一次性灌肠包、手消毒液、水温计、弯盘、医嘱执行本；治疗车下层：便盆及便盆巾、生活垃圾桶、医用垃圾桶
操作流程及规范	携用物至床旁，核对老年人基本信息
	解释小量不保留灌肠的目的、过程和配合方法
	取左侧卧位，脱裤至膝部，臀部移至床沿
	一次性垫巾垫于老年人臀下
	盖好被子，仅暴露老年人臀部
	将灌肠袋（或筒）挂于输液架上，液面高于肛门 40～60cm
	戴手套，弯盘置臀边，连接肛管，润滑肛管前段
	排尽管内空气，并夹闭
	嘱老年人深呼吸，插入直肠 7～10cm
	固定肛管，灌入药液
	夹管拔管，擦净肛门，脱手套
	协助取舒适卧位，保留 10～20min
	取出便盆，擦净肛门，协助平卧，穿好裤子，整理床单位，通风
	分类清理用物；洗手，记录
整体评价	程序正确，动作轻稳、规范，操作熟练
	具有人文关怀及爱伤理念，保护老年人自尊，减少暴露，防止受凉
	护患沟通有效，操作过程中老年人能积极配合

应用与拓展

案例分析

1. 董女士，女，68 岁，就诊某医院疼痛科。主诉近来腰背部痛明显，要求开几贴膏药。查体：驼背，现身高 152cm，年轻时身高 158cm，月经 14 岁初潮，40 岁闭经，曾服用过"强的松"治疗过敏，既往有糖尿病史，血糖控制较好。临床诊断为"骨质疏松症"。

（1）请说出骨质疏松症老年人常见的临床表现，结合案例请说出导致董女士骨质疏松的原因有哪些？

（2）在生活中应该如何有效预防骨质疏松，为董女士进行健康生活指导。

2. 李奶奶，68岁，老伴一年前因"脑出血"去世，一儿一女都在外地上班，独自一人生活。李奶奶两年前被确诊为糖尿病，遵医嘱一直服药。去年体检时，又查出"骨质疏松症"。今日洗澡时不慎摔倒，手掌着地，医院拍片示"伸直型桡骨下端骨折"，老年人表现为腕关节明显肿胀、压痛和功能障碍，侧面可见典型的"银叉"畸形，经手法复位后外包扎固定。老年人近期偶有发生大小便失禁并因自己生活无法自理、长期卧床，不愿连累在外工作的儿女，表现出明显的焦虑。

（1）老年人情况严重吗？作为责任护士，您会给老年人什么建议？为什么？

（2）请用你所学的专业知识，为李奶奶进行科学有效的健康指导。

课后实践

1. 以小组为单位，绘制老年人骨质疏松预防知识宣传海报，在社区开展预防骨质疏松的宣传活动。

2. 在医养结合中心为骨质疏松老年人提供生活护理服务、饮食指导等相关健康教育。

（谢　岚　孙南竹　魏花萍　鲁兴梅　徐明丽）

白内障老年人的护理

白内障是临床中极为常见的眼科疾病之一，也是全球老年人致盲的主要原因。研究显示，白内障多发于 40 岁以上人群，年龄相关性白内障男性患病率从 45～49 岁的 3.23% 上升到 85～89 岁的 65.78%；女性患病率从 45～49 岁的 4.72% 上升到 85～89 岁的 74.03%。白内障是由于晶状体蛋白变性导致晶状体混浊，主要表现为畏光、视物模糊、看物体颜色相对较暗，严重者甚至失明。手术是治疗白内障唯一有效的手段，但往往存在个体疗效差异、手术禁忌证、并发症及经济负担等诸多局限性。白内障严重影响老年人的生活质量和身心健康。

药物治疗适用于少部分症状轻微、未达到手术指标的患者或不能接受手术的患者。治疗白内障的药物主要有：①辅助营养类药物，如维生素 C、维生素 E、叶黄素、胡萝卜素等；②抗氧化药物，如谷胱甘肽滴眼液；③吡诺克辛滴眼液、苄达赖氨酸滴眼液等。用药期间应定期做眼科复查。

实训 5-1

护理白内障视力减退的老年人

📋 工作任务

你是一位社区护理人员，今日访视一名白内障老年人，具体情况如下：

李奶奶，70 岁，自述近两个月来看东西模糊，大的能看清，小的看不清，并且戴眼镜之后也没有改善，严重影响了正常的生活，遂入院就医，确诊为早期老年性白内障。

请你正确全面评估老年人病情，并为李奶奶及其家属提供必要的指导和帮助。

📖 知识准备

护理白内障视力减退老年人知识点如图所示。

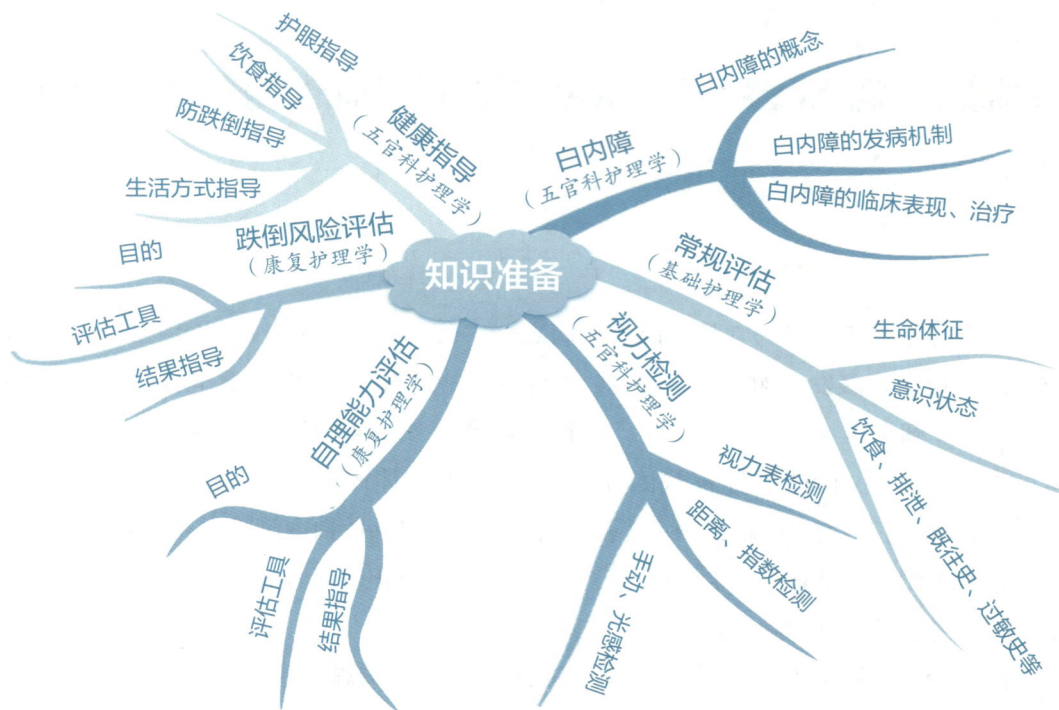

🔗 技能准备

本次实训任务中可能用到的护理操作包括视力检测、自理能力评估、跌倒风险评估、健康指导等。

🧍 心理准备

本次实训任务中，由于长期视力下降影响老年人正常的生活及外出社交，从而导致老年人产生悲观、抑郁、孤独的情绪。护理人员应了解老年人的心理状态，积极主动与老年人沟通，以此减轻老年人的消极情绪，同时了解老年人因视力减退而造成的困难和问题，依靠自己的专业知识，给予老年人正确的指导和帮助。

⟳ 实训过程

● 实训情境

李奶奶，70 岁，既往有高血压，自述近两个月来看东西模糊，大的能看清，小的看不清，并且戴眼镜之后也没有改善，遂入院就医，确诊为早期老年性白内障。李奶奶每次出门回家拿钥匙开门都很困难，花很长时间也没有办法把钥匙插入锁眼，因此她越来越不愿出门，情绪也变得越来越低落。李奶奶觉得自己老了，没有用了，有点拖累女儿，很悲观。

● 实训流程及评分标准

项目	实训流程	分值	得分
实训内容	1. 准备家庭访视用物，自我介绍，穿鞋套进入老年人家中	5	
	2. 评估老年人的意识状态、生命体征等一般情况	5	
	3. 评估老年人的视力状态	10	
	4. 评估老年人的跌倒风险	10	
	5. 给老年人讲解白内障相关知识	15	
	6. 为白内障老年人做护眼指导	15	
	7. 为白内障老年人做防跌倒指导	15	
	8. 为白内障老年人做生活方式的指导	15	
整体评价	1. 操作规范、动作熟练	2	
	2. 沟通有效，态度和蔼	5	
	3. 工作安排合理有效，小组协作有力	3	
	总分	100	

● SP 互动建议

按照任务案例还原场景，配合完成上述实训内容，可在实训过程中进行以下互动：

互动时机	互动模拟要点
护理人员进行视力测量	老年人因看不清视标而唉声叹气
护理人员进行跌倒风险评估	老年人不懂为什么要进行跌倒风险评估
护理人员进行健康教育	老年人不懂紫外线对视力的影响

● 沟通示例

1. **告知老年人跌倒风险评估的目的、评测方法及配合要点**　"奶奶，为了保护您的安全，我需要对您可能发生跌倒的风险进行评估，跌倒风险评估是根据您的身体状况，从六个方面具体进行评估，最终得出您可能跌倒的危险分级，然后我会根据您的评估结果，制定出防止您跌倒的防护措施。在整个评估过程中，您只需要按照您的实际情况回答我就可以了。"

2．告知紫外线对视力的影响 "奶奶，我们平常要注意防止紫外线对眼睛的伤害。紫外线对眼睛的损伤是多方面的，比如紫外线长期照射眼睛，可能会导致眼结膜异常增生，出现翼状胬肉；紫外线还会通过损伤眼睛的晶状体，从而导致白内障的发生以及加速白内障的发展；紫外线长期照射还可能会导致视网膜变性，出现黄斑部病变，严重者会导致视力丧失。所以我们日常生活中一定要做好防护。"

3．评测过程中，老年人因看不清视标而唉声叹气 "奶奶，我知道因为您看不清楚，所以感觉很着急也很难过。您先别着急，我们慢慢来一个一个看，小的看不清，我们先看大一点的，直到我们都能看清楚为止。以后只要您注意保护眼睛，是可以延缓白内障的发展，所以您要树立信心，采取措施积极应对才是您最需要做的。"

● 重点项目操作流程及规范

视力检测方法

准备	环境：宽敞，光线充足，便于操作
	用物：视力表（5m 远视力表）、遮挡板、视标杆等
	护理人员：仪表端庄，着装整洁，洗手，戴口罩
	老年人：了解视力检测的目的、方法及注意事项，并愿意配合
操作流程 及规范	核对老年人，检查眼部情况，有分泌物协助擦去
	老年人取坐位或站位（检查距离为 5m，被检查者眼部与视力表行呈水平线）
	测右眼：用遮挡板遮盖老年人左眼，检查者用视标杆自上而下指着视力表的视标，嘱咐老年人说出或用手势表示视标开口方向，4 秒内说出或指出一个 E 的开口方向可换下一行
	若不能说出或指出则测完整行再换行，逐行检查找出老年人的辨认行，能全部看清最小视标的一行其旁的数字即表示该眼的视力
	测左眼（方法同测右眼）
	视力不能辨认者，可采用以下方式检测视力： 距离：当受检者距视力表 5m 看不清最大视标 0.1 时，受检者需往前走，直至看清 0.1 的视标，根据走近后的距离，按公式视力 = 视力表距离 ×0.02； 指数：走近 1m 不能辨认者，则改用数手指。被检者背光而立，指间距离略同指粗。如在 50cm 处能说出指数，则视力为指数 /50cm； 手动：手指近到眼前 5cm 分不清者，则改用手在被检查眼前左右摆动，记录能看到的距离，如视力为手动 /20cm； 光感：不能看到眼前手动者，在暗室内用烛光或手电筒照射眼睛。看到光亮为光感，不能看到为无光感
整体 评价	关爱老年人，护患沟通有效
	操作规范、检测结果准确
	用物齐全，处理规范

白内障老年人视力减退健康指导

准备	环境：维持正常工作环境、温湿度适宜	
	用物：宣传画册、纸、笔、记录单等	
	护理人员：着装整洁，举止端庄，语言柔和恰当，态度和蔼可亲	
	老年人：知情同意并愿意配合	
操作流程及规范	护眼指导	告知老年人定期接受眼科检查的重要性和方法：年龄≥65岁的老年人，应每年接受一次眼科检查，包括屈光介质、视敏度、视野和眼底检查；患糖尿病、心血管疾病老年人应每半年检查一次
		告知老年人减少紫外线伤害，解释紫外线对视力的影响；告知远离紫外线的方法：如外出时配戴太阳镜等
		告知老年人光线调节的方法，解释光线调节的重要性；向老年人解释居室光线的要求：居室阳光要充足，晚间用夜视灯以调节室内光线，但应避免用单个强光灯泡和刺眼的阳光直接照射眼睛，当室外强光照射进户时，可用纱质窗帘遮挡等
		告知老年人避免眼疲劳的方法：看书报、电视的时间不宜过长。阅读材料要印刷清晰、字体较大，最好用淡黄色的纸张，避免反光；每用眼1h左右，让眼睛放松一下，如闭眼养神、走动、望天空或远方等，使眼睛得到休息
	防跌倒指导	告知老年人跌倒的后果和严重性，向老年人及家属详细介绍可能引起跌倒的原因和预防措施，取得配合和理解
		强调物品放置要固定，帮助老年人熟悉日常用品放置的位置，使用的物品应简单，特征性强
		解释紧急措施：如活动时有头晕、双眼发黑、下肢无力、步态不稳和不能移动时，立即原地坐（蹲）下或靠墙，呼叫他人帮助
		介绍起床"三部曲"：床上先平躺30s、在床上坐30s，最后床边站立30s后无头晕等不适，并且有人陪伴在身边方可行走
		介绍着装要求：避免穿大小不适宜的鞋及长短不适宜的裤子，鞋底应防滑
		介绍居住环境：卧室内要有可扶持的稳固家具或扶手，方便行走；地面材质应耐污、防滑、防水，材质表面不宜有过大的凹凸，要易于清洁且不绊脚；居住环境光线充足；洗手间保持地面干燥，设置扶手，门不要反锁
整体评价	健康指导过程中观察老年人的情绪反应，对待老年人要细致、耐心，应变能力良好	
	给予老年人足够的时间思考和记忆，适当重复、提问，以帮助老年人记忆	
	态度和蔼，沟通自然	

● 附表

Morse 跌倒风险评估表

评估项目	评分标准（分）	分值
3个月内跌倒史	0 = 无； 25 = 有	
是否有两种及以上疾病	0 = 无； 15 = 有	
行走辅助	0 = 正常步行＼卧床休息＼需要轮椅代步； 15 = 使用腋杖＼手杖＼助行器； 30 = 扶靠家具行走	

续表

评估项目	评分标准（分）	分值
是否在接受以下治疗： 1. 静脉输液； 2. 置管； 3. 使用药物：麻醉药、抗组胺药、抗高血压药、镇静催眠药、抗癫痫痉挛药、轻泻药、利尿药、降糖药、抗抑郁焦虑药、抗精神病药	0 = 无； 20 = 有	
步态	0 = 正常 \ 卧床休息不能活动； 10 = 双下肢乏力； 20 = 残疾或功能障碍	
认知状态	0 = 正常，能量力而行； 15 = 认知障碍	
总分		

低危：分值 ≤ 23 分，记录观察；
中危：分值 ≥ 24 分或 ≤ 44 分，每天至少评估一次，进行动态风险评估；
高危：分值 ≥ 45 分，提示病人处于易受伤危险中，应采取相应的防护措施

实训 5-2

护理白内障手术前的老年人

工作任务

你是眼科病房的护理人员，今日需为一名白内障老年人做术前准备，具体情况如下：

王爷爷，81 岁，因"双眼渐进性视物不清 1 年余"入院。王爷爷于入院前 1 年余无明显诱因出现双眼视物不清，无视物遮挡，无视物变形，王爷爷及家属未予重视，未进一步诊治。近期老年人自感视物模糊逐渐加重，影响正常生活，遂就诊于我院，门诊以"老年性白内障（双眼）"收住入院。将于 3 日后在表面麻醉下行"右眼白内障超声乳化抽吸 + 人工晶体植入术"。

请你遵医嘱做好老年人的手术前准备。

知识准备

护理白内障手术前老年人知识点如图所示。

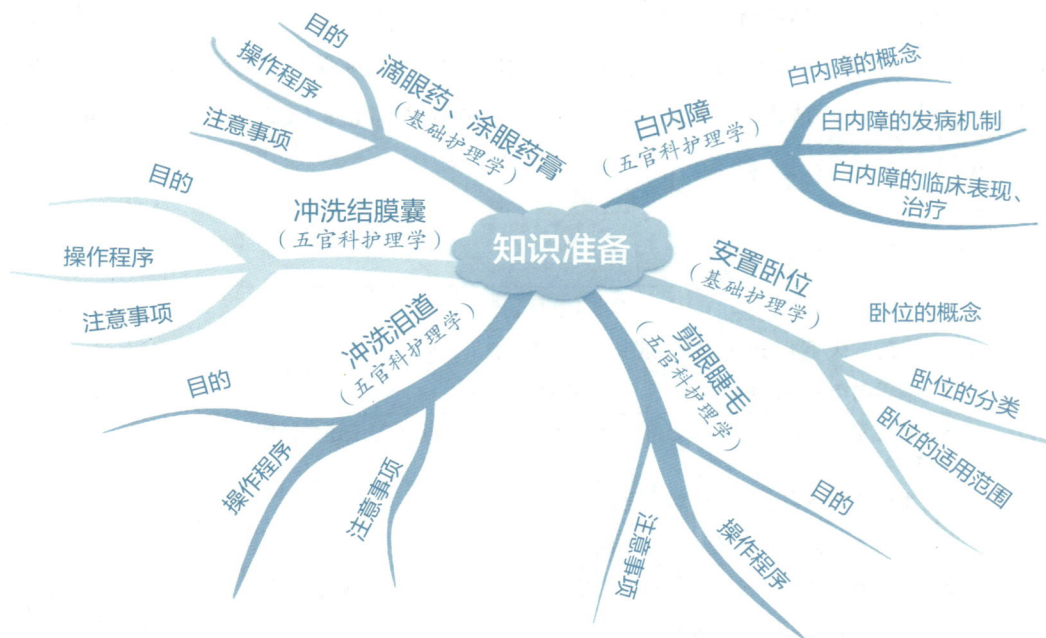

技能准备

本次实训任务中，可能用到的护理操作有剪眼睫毛、冲洗泪道、冲洗结膜囊、滴眼药、涂眼药膏等。

心理准备

本次实训任务中，老年人即将手术，由于对手术治疗及疾病预后知识匮乏，容易产生恐惧、焦虑心理，多表现为反复提问、心悸、胸闷、尿频、睡眠障碍等。护理人员应正确评估老年人的心理状态，耐心与老年人交流，了解老年人产生焦虑的原因，为其提供疾病及手术的相关信息，尤其是对手术安全性的问题给予解释，以减轻老年人的焦虑情绪。同时护理人员也可以指导家属多与老年人聊天，或者让老年人听音乐等，以转移注意力，帮助减轻焦虑情绪。

实训过程

● 实训情境

王爷爷，81岁，自述"双眼渐进性视物不清1年余"。门诊以"老年性白内障（双眼）"收住入院。既往有高血压，将于3日后在表面麻醉下行"右眼白内障超声乳化抽吸＋人工晶体植入术"。

相关检查：矫正视力：右眼0.12，左眼0.15；眼压：右眼12.5mmHg，左眼12mmHg，双眼眼球运动良好，球结膜无充血，角膜透明，前房深约 2CT，虹膜纹理清晰，瞳孔圆，直径约 3mm，对光反射存在；眼底隐见：视盘色淡红，边界清晰，视网膜血管走行正常，后极部视网膜在位，黄斑中心凹光反射消失；右眼晶状体混浊（C2N3P4），左眼晶状体混浊（C3N2P4）。

- ● **实训流程及评分标准**

项目	实训流程	分值	得分
实训内容	1. 术前 3 天手术眼滴抗生素眼药水，每日 3 次	10	
	2. 指导老年人练习眼球上、下、左、右转动	10	
	3. 教会老年人用舌尖顶压上腭或用手指按压人中穴位等方法避免咳嗽、打喷嚏	15	
	4. 术前 1 天指导洗头、沐浴、更衣	15	
	5. 术前 1 天剪手术眼睫毛、冲洗泪道	15	
	6. 术日清晨冲洗术眼结膜囊，滴抗生素眼药水，用无菌眼垫遮盖术眼	15	
	7. 术前 1h 遵医嘱给术眼滴散瞳眼药水	10	
整体质量	1. 操作规范、动作熟练	2	
	2. 沟通有效，态度和蔼	5	
	3. 工作安排合理有效，小组协作有力	3	
总分		100	

- ● **SP 互动建议**

按照任务案例还原场景，配合完成上述实训内容，可在实训过程中进行以下互动：

互动时机	互动模拟要点
护理人员剪眼睫毛	老年人不明白为什么要剪眼睫毛
护理人员准备冲洗泪道	老年人不明白冲洗泪道的目的和方法
护理人员将冲洗针头插入泪点	紧张地一再重复："你小心点，别扎到我的眼睛了"
护理人员冲洗结膜囊	老年人由于紧张不断地眨眼睛

- ● **沟通示例**

1. 告知术前修剪睫毛的目的及注意事项 "爷爷，在做手术前我需要给您剪掉术眼的眼睫毛，这是手术前的必备项目，由于睫毛会残留许多的细菌，如果不剪掉会造成手术中的污染，导致眼部感染而影响手术效果。在剪睫毛的时候，您需要听我指挥，在剪上睫毛的时候您向下看，在剪下睫毛的时候，您需要向上看。"

2. 告知泪道冲洗的目的、方法及配合要点 "爷爷，根据医嘱我需要给您冲洗泪道，泪道冲洗的主要目的是判断泪道是否发生阻塞，以及阻塞的部位，还可以判断泪道是否伴有炎症。如果泪道不通且又有脓性分泌物流出，表明有慢性泪囊炎，我们需要先治好慢性泪囊炎再进行白内障手术，否则容易造成眼内感染，从而影响手术的效果。操作时我会用注射器将生理盐水冲进泪道，同时观察相应的反应。操作的过程中请您头稍后仰固定不动，向上注视，来配合我的操作就好。"

3．操作过程中老年人害怕注射器扎到眼睛　"爷爷，别担心，我会很小心的，我只是将注射器插入泪小管，向泪小管内推注液体，您需要告知我有没有水流入鼻腔或口腔，整个过程不会伤到您的眼睛，如果您有明显的不适，请您及时告知我。"

4．护理人员准备冲洗结膜囊，老年人由于紧张不断地眨眼睛　"爷爷，您别担心，我在操作的时候会很小心的，冲洗液进入您的眼睛也不会有不舒适的感觉，您放轻松，我们一起来完成好吗？"

● 重点项目操作流程及规范

剪眼睫毛法

准备	环境：安静、整洁、光线充足、适合操作
	用物：治疗车、治疗盘、眼科弯剪、无菌纱布、红霉素眼膏、无菌棉签、医嘱执行单、污物桶等
	护理人员：洗手，戴口罩，仪表端庄、服装整洁
	老年人：了解操作的目的、方法、注意事项和配合要点
操作流程及规范	核对老年人床号、姓名、住院号、眼别等，评估老年人全身一般情况及眼部情况
	协助老年人取仰卧位，固定好头部
	在剪刀两片刀刃上涂一层红霉素眼膏，便于粘着剪下的睫毛不致落入结膜囊内，左手持棉签以便清理剪下的睫毛
	剪上眼睑睫毛时，嘱老年人向下看，左手持无菌纱布按压住上睑皮肤，使上缘轻度外翻，右手持弯剪剪去 2/3 睫毛长度
	剪下眼睑睫毛时，嘱老年人向上看，左手持无菌纱布按压住下睑皮肤，使下缘轻度外翻，右手持弯剪剪去 2/3 睫毛长度
	将剪下的睫毛不断地用棉签擦拭干净，以防落入结膜囊内
	协助老年人取舒适卧位
	再次核对老年人姓名、眼别
	洗手、记录
	将用过的物品送到处置室处置
整体评价	关爱老年人，护患沟通有效
	操作规范、动作轻柔准确
	床单位整洁，老年人舒适
	用物齐全，处理规范

泪道冲洗法

准备	环境准备：病室整洁、安静、光线充足、适合操作
	用物准备：治疗盘内准备表面麻醉剂（倍诺喜）、无菌 2~5ml 注射器 2 个、无菌泪道冲洗针头、生理盐水或药液、抗生素眼药水、受水器、无菌棉签、无菌泪点扩张器、无菌盘等
	护理人员准备：洗手，戴口罩，仪表端庄、服装整洁
	老年人：了解操作的目的、方法、注意事项和配合要点
操作流程及规范	核对老年人床号、姓名、住院号、眼别等，评估老年人全身一般情况及眼部情况
	协助老年人取坐位或仰卧位，面对护理人员，头稍后仰，并向患侧稍倾斜；以棉签挤压泪囊部位，排出积液、积脓，用棉签擦去眼部分泌物
	遵医嘱按无菌操作规程抽吸所需药液（核对药物后抽吸）
	再次核对老年人床号、姓名、眼别
	用棉签蘸表面麻醉剂，放于上下泪点间，闭眼 3~5s
	老年人自持受水器，紧贴颧突下方或颞侧
	嘱老年人头稍后仰固定不动，向上注视，操作者左手持棉签轻轻拉开下睑内眦部；充分暴露泪点
	右手持盛有冲洗液的注射器，将冲洗针头垂直插入泪点深 1~2mm（对于泪点窄小者，先用扩张器扩张后再冲洗），然后转动 90°，使针尖朝向鼻侧水平方向，即针头的长轴平行于睑缘，沿泪小管走行方向进针 3~5mm
	向泪小管内推注液体，用力均匀、适当，询问老年人有无水流入鼻腔或口腔，同时观察泪点处有无分泌、反流以及量、性质，推注冲洗液时有无阻力
	根据冲洗液体流向判断泪道阻塞部位：①冲洗无阻力，液体顺利进入鼻腔或咽部，表明泪道通畅；②冲洗液完全从注入原路返回，为泪小管阻塞；③冲洗液自上或下泪点注入，液体自相反泪点反流，提示泪总管阻塞；④冲洗有阻力，冲洗液部分流入鼻腔、部分自泪点反流，提示鼻泪管狭窄；⑤冲洗液自另一泪点反流，同时有黏液脓性分泌物，提示鼻泪管阻塞合并慢性泪囊炎
	注入冲洗液时，观察下睑是否肿胀，如出现肿胀，为误入皮下而形成假道，应停止冲洗，酌情给予抗感染治疗，以免发生蜂窝织炎
	冲洗完退出针头，取下受水器，用棉签擦拭眼分泌物，点抗生素眼液
	整理老年人衣物、床单位，询问老年人需要，必要时行相关知识宣教
	将用过的物品送到处置室处置
	洗手，做好相关记录
质量评定	关爱老年人，护患沟通有效
	操作规范、动作轻柔准确
	床单位整洁，老年人舒适
	用物齐全，处理规范

冲洗结膜囊法

准备	环境：病室整洁、安静、光线充足、适合操作
	用物：冲洗液（生理盐水）、洗眼壶或输液器、表面麻药、受水器、无菌棉签、无菌纱布、治疗巾、弯盘、污物桶等
	护理人员：洗手，戴口罩，仪表端庄、服装整洁
	老年人：了解操作的目的、方法、注意事项和配合要点

续表

操作流程及规范	核对老年人床号、姓名、住院号、眼别等，评估老年人全身一般情况及眼部情况
	协助老年人取坐位或仰卧位，洗眼侧颈部铺上治疗巾，眼部有分泌物或眼膏者，先用棉签轻轻擦去；嘱老年人自持受水器紧贴于洗眼侧面颊部，头略向后仰并向冲洗侧倾斜
	再次核对，患侧眼滴表面麻药一滴，30s后开始冲洗
	冲洗时先用冲洗液冲净眼周及面颊部（试水温），然后操作者左手持棉签分开老年人的上下眼睑，右手持洗眼壶或输液器，壶嘴或输液器头距眼3～5cm，由内向外冲洗结膜囊，冲洗过程中嘱老年人的眼球向上、下、左、右各个方向转动，使结膜囊各部分充分暴露彻底冲洗；冲洗时液体不可直接冲洗于角膜上；冲洗毕，用棉签擦净眼睑，纱布擦干患眼周围皮肤
	取下受水器，协助老年人取舒适体位，嘱老年人不要揉眼，再次核对老年人姓名、眼别
	整理老年人衣物、床单位，询问老年人需要，必要时行相关知识宣教
	将用过的物品送到处置室处置
	洗手，做好相关记录
整体评价	关爱老年人，护患沟通有效
	操作规范、动作轻柔准确
	床单位整洁，老年人舒适
	用物齐全，处理规范

实训 5-3

护理白内障术后的老年人

📋 工作任务

你是眼科病房的护理人员，今日需为一名白内障手术后老年人做术后护理，具体情况如下：

李爷爷，75岁，于入院前半年无明显诱因出现左眼视物不清，李爷爷及家属未予重视，近期李爷爷自感视物模糊，影响正常生活，遂入院就诊。门诊以"老年性白内障（左眼）"收住入院，今日在表面麻醉下行"左眼白内障超声乳化抽吸术＋人工晶体植入术"，现术后返回病房。

请你根据老年人病情，为其提供规范的手术后护理。

📖 知识准备

护理白内障术后老年人知识点如图所示。

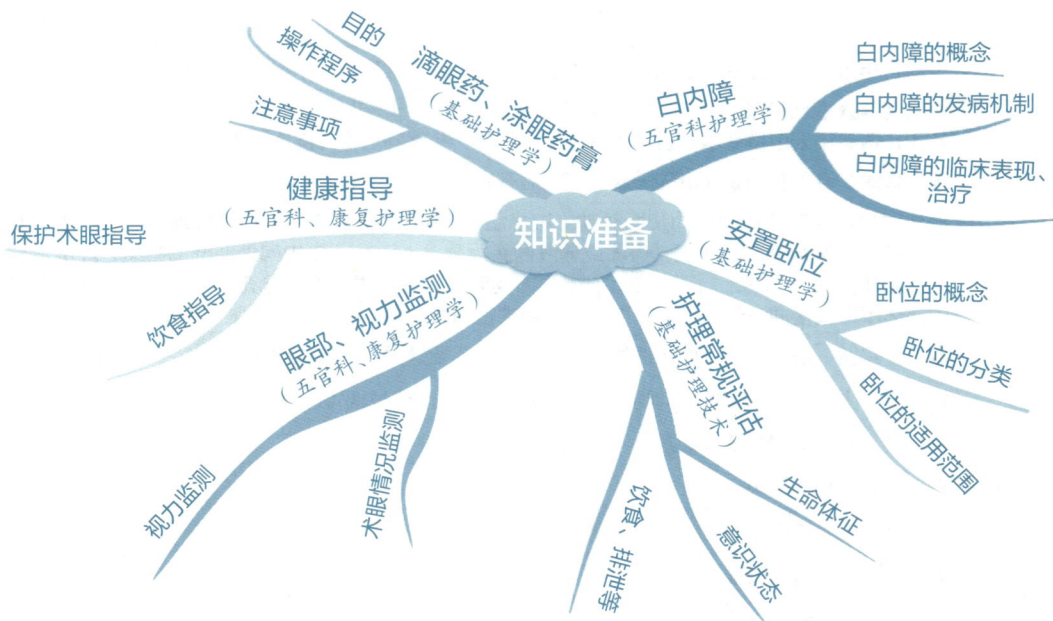

知识准备（思维导图）

- 滴眼药、涂眼药膏（基础护理学）
  - 目的
  - 操作程序
  - 注意事项
- 白内障（五官科护理学）
  - 白内障的概念
  - 白内障的发病机制
  - 白内障的临床表现、治疗
- 健康指导（五官科、康复护理学）
  - 保护术眼指导
  - 饮食指导
- 眼部、视力监测（五官科、康复护理学）
  - 视力监测
  - 术眼情况监测
- 安置卧位（基础护理学）
  - 卧位的概念
  - 卧位的分类
  - 卧位的适用范围
- 护理常规评估（基础护理技术）
  - 饮食、排泄等
  - 生命体征
  - 意识状态

技能准备

本次实训任务中，可能用到的护理操作有安置卧位、生命体征测量、滴眼药、涂眼药膏法等。

心理准备

本次实训任务中，老年人手术后眼部可能会出现异物感或者轻微疼痛、酸胀感，老年人往往会因此焦虑、恐惧，担心手术的效果。护理人员应了解老年人的心理状态，积极主动与老年人沟通，耐心细致地解释产生这些症状原因，并且告知这些症状是术后的正常现象，以此消除老年人的紧张和恐惧。同时老年人也可能因为害怕影响伤口的愈合，显得谨小慎微，出现过度依赖的心理。护理人员应做好健康教育，让老年人及其家属对术后康复有更加全面的认知，以促进老年人身心的健康发展。

实训过程

● 实训情境

李爷爷，75 岁，于入院前半年无明显诱因出现左眼视物不清，李爷爷及家属未予重视，近期李爷爷自感视物模糊，影响正常生活，遂入院就诊，门诊以"老年性白内障（左眼）"收住入院。

查体：视力：右眼 0.6，左眼：手动 / 20cm；眼压：右眼 16.5mmHg，左眼 12.5mmHg。双眼外眼未见明显异常，眼球各方向运动正常，球结膜无充血，角膜透明，前房深约 3CT，房水闪辉阴性，虹膜纹理清晰，瞳孔圆，直径约 3mm 大小，对光反射灵敏。右眼晶状体密度增高，玻璃体混浊，视网膜未见明显出血及渗出，黄斑中心凹光反射消失。左眼晶状体全白色混浊，眼底窥不入。老年人入院后完善相关检查，无明确手术禁忌，今日在表面麻下行"左眼白内障超声乳化抽吸术＋人工晶体植入术"，单眼包扎，术毕送老年人返回病房。

- ● 实训流程及评分标准

项目	实训流程	分值	得分
实训内容	1. 态度积极热情，迎接老年人返回病房	2	
	2. 安置体位：嘱老年人取半卧位，侧卧位时取健侧卧位	10	
	3. 生命体征监测	10	
	4. 术眼情况监测：及时询问老年人有无眼痛、眼胀或其他不适，观察术眼敷料有无松脱、分泌物或出血，避免潮湿	10	
	5. 观察视力情况，并注意非手术眼的情况，发现眼红、视力下降等异常及时通知医生	10	
	6. 保护术眼指导	15	
	7. 饮食指导	5	
	8. 遵医嘱给予老年人换药、滴眼处理，并教会老年人及其家属正确的滴眼方法	25	
	9. 遵照医嘱常规给予抗炎、止血治疗、镇静止痛药物	5	
整体质量	1. 操作规范、动作熟练	2	
	2. 沟通有效，态度和蔼	3	
	3. 工作安排合理有效，小组协作有力	3	
总分		100	

- ● SP 互动建议

按照任务案例还原场景，配合完成上述实训内容，可在实训过程中进行以下互动：

互动时机	互动模拟要点
护理人员告知 1 个月内需要避免术眼进水	老年人表示没办法做到
护理人员做健康宣教	老年人担忧地说："护士，你讲得太多了，我一下子记不住呀"
护理人员给老年人滴眼药水	老年人表示自己会滴，不用护理人员操作

- ● 沟通示例

1. 老年人表示洗脸、洗头的时候容易导致术眼进水　"爷爷，我们接下来一个月洗脸的时候最好是拿毛巾擦拭洗脸，毛巾要拧到没有水滴下来的状态，擦拭眼睛周围皮肤时请您闭上眼睛，并且动作轻柔，避免按压眼球。洗头发的时候您可以购买成人洗头椅，这样您就可以仰卧躺在椅子上由家人给您洗头，这样就不会将水溅到您的眼睛里了。"

2. **老年人表示健康指导内容太多记不住** "爷爷，我知道一下子要记住这么多，对您来说确实有难度，所以我们还专门制作了健康指导的小册子，您需要注意的内容都在这本小册子里面写清楚了，我会留给您，并且告知您的家人经常念给您听，同时里面的字体也是比较大的，等您眼睛敷料去掉后，您也可以自己阅读。"

3. **指导老年人及其家属正确的滴眼药方法** "爷爷，我知道很多人都是自己滴眼药，但是滴眼药时的一些细节问题，我们可能容易忽略，这一次我先来给您示范标准的滴眼药方法，看看和您平时滴的方法是不是一样的，不一样的话您就需要纠正一下了。"

- **重点项目操作流程及规范**

白内障老年人手术后健康指导

准备	环境：维持正常工作环境、温湿度适宜	
	用物：宣传画册、纸、笔、记录单等	
	护理人员：着装整洁，举止端庄，语言柔和恰当，态度和蔼可亲	
	老年人：知情同意并愿意配合	
操作流程及规范	**保护术眼**	术日术眼加盖眼罩、防止碰撞，保持敷料整洁
		眼部有痒感或不适时不要用力闭眼或用手揉眼
		不得咳嗽及大声说笑，进食、打喷嚏及大小便时动作轻柔、缓慢，以不影响眼部为宜
		保持大便通畅，必要时给予缓泻剂，以免因大便干燥而引起眼压升高
		若出现高眼压症状（恶心、呕吐、眼痛、眼胀），及时报告医生处理
		术后1个月内术眼勿进水，勿揉眼，避免风沙、烟的刺激
		在术后前3个月尽量佩戴墨镜，避免强光对眼部产生刺激
		在看书、看电视及工作时，要以眼部不疲劳为佳，持续用眼40min后，需要放松眼部或是眺望远方等，缓解视觉疲劳
		3~6个月避免重体力劳动及剧烈运动和弯腰、低头作业时间过久
		出院后遵医嘱继续使用抗生素眼液
		定期门诊复查，不适随时就诊
	饮食指导	食用低脂易消化清淡饮食，增加维生素及蛋白质的摄入
		忌烟酒浓茶和刺激性食物
整体评价	健康指导过程中观察老年人的情绪反应	
	给予老年人足够的时间思考和记忆，适当提问、重复，以帮助老年人记忆	
	态度和蔼，沟通自然，对待老年人细致、耐心，应变能力良好	

滴眼药、涂眼膏技术操作流程

准备	环境：病室整洁、安静、光线充足、适合操作	
	用物：治疗盘内放滴管、眼药水、眼药膏、无菌棉签、弯盘、无菌纱布、胶布等	
	护理人员：洗手，戴口罩，仪表端庄、服装整洁	
	老年人：了解操作的目的、方法、注意事项和配合要点	
操作流程及规范	核对老年人床号、姓名、住院号、眼别等，评估老年人全身一般情况及眼部情况	
	协助老年人取坐位或仰卧位，头稍后仰，眼向上注视	
	用棉签擦去患眼的分泌物	
	滴眼药	护理人员左手持棉签轻轻拉开下眼睑，充分暴露结膜囊
		右手持滴管或眼药液，滴管或眼药水瓶口距眼部 1~2cm，将药液滴入下穹隆的结膜囊内，一般每次滴入 1~2 滴为宜
		轻提上眼睑使药液充分弥散
		嘱老年人轻轻闭合眼睑 1~2min
		用无菌棉签拭去溢出的眼药水
		嘱老年人用药后不要用力闭眼，以防药液外溢
	涂眼药膏	护理人员左手持棉签将下眼睑向下牵拉，充分暴露结膜囊
		右手持眼药膏将眼膏挤入下穹隆 1cm 左右长度
		放开眼睑，嘱老年人轻轻闭眼睑 1~2min
		用无菌干棉签擦去挤出眼外的药膏
		嘱老年人用药后不要用力闭眼，必要时盖无菌纱布，用胶布固定
	双眼滴眼时先滴健眼，滴用多种药物时，先滴刺激性弱的药物，再滴刺激性强的药物，前、后药物之间应隔 10min，以免降低药效	
	整理用物，询问老年人需要，必要时行相关知识宣教	
	将用过的物品送到处置室处置	
	洗手，做好相关记录	
整体评价	关爱老年人，护患沟通有效	
	操作规范、动作轻柔准确	
	床单位整洁，老年人舒适	
	用物齐全，处理规范	

应用与拓展

⏱ 案例分析

患者男性，58 岁，自述 5 年前右眼出现渐进性视力减退，期间无明显眼痛、眼胀，无头痛，现仅能看清眼前手指晃动。眼科检查：右眼视力手动 30cm，眼球无充血，角膜透明，前房深浅正常，瞳孔直径 3mm，对光反射正常，散瞳后裂隙灯检查见晶状体灰白色浑浊，眼底无法窥入，眼压 18mmHg。

（1）目前患者主要存在哪些护理诊断 / 问题？其依据是什么？

（2）若患者要行手术治疗，术前、术后主要护理措施有哪些？

🖳 课后实践

1. 以小组为单位，绘制白内障宣传海报。
2. 在养老院和社区为老年人做好白内障的预防宣传及健康指导工作。

（吉珍颖　季　诚　赵　辉　吕香茹　赵晓芳）

前列腺增生老年人的护理

良性前列腺增生症简称前列腺增生（BPH），俗称前列腺肥大，是引起中老年男性排尿障碍最为常见的一种良性疾病。目前公认老龄和有功能的睾丸是发病的两个重要因素，两者缺一不可。随着年龄增长，性激素平衡失调，如睾酮、双氢睾酮的变化及雌激素水平的改变是前列腺增生的重要病因。我国前列腺增生症组织学发生率60岁时＞50%，且发病率随年龄的增大而增加，男性在35岁以后前列腺可有不同程度的增生，多在50岁以后出现临床症状。由于夜尿次数增多，影响老年人的睡眠，严重者出现尿潴留和尿道感染，继发膀胱结石，甚至导致慢性肾衰竭，影响老年人的生活质量。

治疗前列腺增生的药物主要有：①α受体阻断药，如特拉唑嗪、坦索罗辛等，服药后注意头晕、乏力、直立性低血压等不良反应。②5α还原酶抑制药，如非那雄胺、度他雄胺等，服药后需注意勃起功能障碍等不良反应。③M受体阻断药，如托特罗定、奥昔布宁等，服药后主要有口干、便秘、视物模糊等阿托品样不良反应，尿潴留、闭角型青光眼患者禁用本类药。

实训 6-1

前列腺增生老年人的健康管理

🗐 工作任务

你是社区的一名护理人员，为社区老年人建立健康档案。发现侯爷爷有以下健康问题。

侯爷爷，64岁，1年前开始出现尿频、排尿踌躇、费力和不尽感。起初是夜间尿频，近半年白天也出现尿频。排尿时尿液间断、终末滴沥、尿线细而无力、排尿不尽。寒冷、饮酒时症状加重。

请你规范、热情接待老年人，正确全面评估老年人病情，并做好老年人的健康管理。

📖 知识准备

前列腺增生老年人的健康管理知识点如图所示。

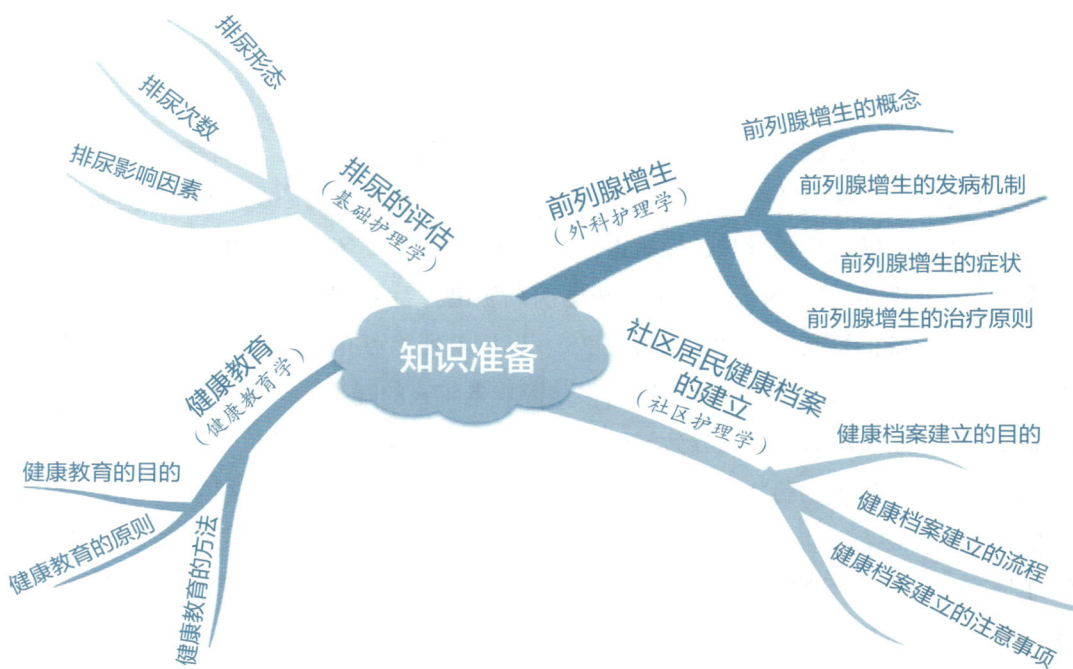

🔗 技能准备

本次实训任务中，可能用到的护理操作有排尿情况评估流程、健康教育流程等。

👤 心理准备

本次实训任务中，老年人由于是第一次在社区卫生服务站建立居民健康档案，对社区卫生服务站环境感到陌生，加之排尿次数增多，影响休息、睡眠及其他日常生活，会出现焦虑、紧张等情绪，护理人员要主动热情，耐心安慰老年人，稳定老年人情绪，耐心细致地进行健康状况评估和资料收集，努力建立良好的护患关系。

实训过程

● 实训情境

社区卫生服务站，侯爷爷由老伴陪同建立居民健康档案。

检查评估结果如下：老年人有尿频、排尿踌躇、费力和不尽感症状，寒冷、饮酒时症状加重。神志清楚，全身皮肤、巩膜无黄染，浅表淋巴结无肿大。两肺呼吸音清，心律齐。下腹部胀满不适，明显压痛，肝脾肋下未及，肠鸣音正常，双肾区无叩击痛。直肠指检：前列腺轻度增大，表面光滑，边缘清楚，质中，无触痛，中央沟变浅。

● 实训流程及评分标准

项目	实训流程	分值	得分
实训内容	1. 热情接待老年人	10	
	2. 进行老年人健康状况评估，重点评估排尿状况、排尿次数	20	
	3. 指导老年人记录排尿日记	20	
	4. 健康教育	20	
	5. 完成居民健康档案的填写	15	
整体质量	1. 操作规范、动作熟练	5	
	2. 沟通有效，态度和蔼	5	
	3. 工作安排合理有效，小组协作有力	5	
	总分	100	

● SP 互动建议

模拟老年人按照任务案例还原场景，配合完成上述实训内容，可在实训过程中进行以下互动：

互动时机	互动模拟要点
护理人员接诊过程时间较长	不断呻吟，表示身体不适
护理人员询问健康状况	表示不耐烦
护理人员评估尿液状况	表示难为情
护理人员进行健康教育	表示没有听清楚，需要复述一遍

● 沟通示例

1. 评估老年人排尿情况时　"侯爷爷您好，现在我来问一下您的排尿情况，这是建立健康档案的一部分内容，可以通过评估来找出您有哪些健康问题。侯爷爷您白天和晚上各几次小便？排尿时有没有不舒服的感觉呢？您不用担心侯爷爷，根据您的症状描述我们还需要做进一步检查，一会儿王医生会给您开几个检查项目。"

2. 对前列腺增生老年人进行健康教育 "侯爷爷，根据您的症状和检查结果看，您有轻度的前列腺增生。不过，您不用紧张，前列腺增生是与年龄相关的退行性变，随着年龄增长，发病率也会增加，所以无法预防它的发生。虽然无法预防，但是可以通过很多方法避免或减少前列腺增生造成的损害。比如保持生活规律，保证良好的睡眠，避免吃刺激性食物。不要久坐，不要长时间憋尿。另外，还要保持积极乐观的心态，避免情绪激动，不要给自己太大压力。如果有不清楚的您随时来社区问我。"

● 重点项目操作流程及规范

排尿情况评估

准备	环境：安静、整洁、舒适、温湿度适宜
	用物：排尿情况记录单、笔等
	护理人员：着装整洁、洗手、戴口罩
	老年人：评估老年人的病情、意识状态，评估老年人及家属的心理状态与配合程度
操作流程及规范	核对老年人，说明目的，取得老年人配合
	评估老年人排尿过程，排尿是否受意识支配、无痛、无障碍、可自主随意进行
	评估老年人尿量，成人一般白天排尿 3~5 次，夜间 0 或 1 次；每次尿量 200~400ml，24h 尿量 1000~2000ml；评估是否有多尿、少尿和无尿情况
	评估老年人尿液颜色，正常尿液呈淡黄色，澄清、透明，是否有红色或棕色、酱油色或浓茶色、黄褐色、白色浑浊或乳白色尿
	评估尿比重，正常尿比重 1.015~1.025，根据化验单评估是否正常
	评估尿液酸碱度，正常尿液 pH 为 4.5~7.5，平均值为 6，根据化验单评估是否正常
	评估尿液气味，正常晨尿有氨臭味，评估新鲜尿液是否有氨臭味，是否有烂苹果味
	评估膀胱刺激征症状，是否有尿频、尿急、尿痛、每次尿量少等症状
	协助取舒适卧位，做好记录
整体评价	关爱老年人，护患沟通有效
	动作轻柔准确，老年人舒适
	用物备齐，处理规范

前列腺健康教育

准备	环境：安静、整洁、舒适、温湿度适宜
	用物：排尿情况记录单、笔等
	护理人员：着装整洁、洗手、戴口罩
	老年人：评估老年人的病情、意识状态，评估老年人及家属的心理状态与配合程度
操作流程及规范	核对老年人，说明目的，取得老年人配合
	评估老年人对前列腺增生相关知识的需要及接受能力
	制定相适应的目标
	拟定适宜的前列腺增生相关知识健康教育内容
	根据老年人选择健康教育的形式，如讲解法、图文法、视听法、示范法等
	对健康教育结果进行评价
	有针对性发放前列腺增生预防相关资料
整理与记录	协助取舒适卧位，做好记录
整体评价	关爱老年人，护患沟通有效
	动作轻柔准确，老年人舒适
	用物备齐，处理规范

实训 6-2

护理前列腺增生急性尿潴留的老年人

工作任务

你是泌尿外科的护理人员。韦爷爷，62 岁，3 年前开始出现排尿踌躇、费力和不尽感，并逐渐加重。昨晚饮酒半斤，一夜未排尿，今晨下腹部胀痛不适，以"良性前列腺增生症"收住病房。遵医嘱进行留置导尿术引流尿液。

请你和你的团队为韦爷爷进行护理。

知识准备

护理前列腺增生急性尿潴留老年人知识点如图所示。

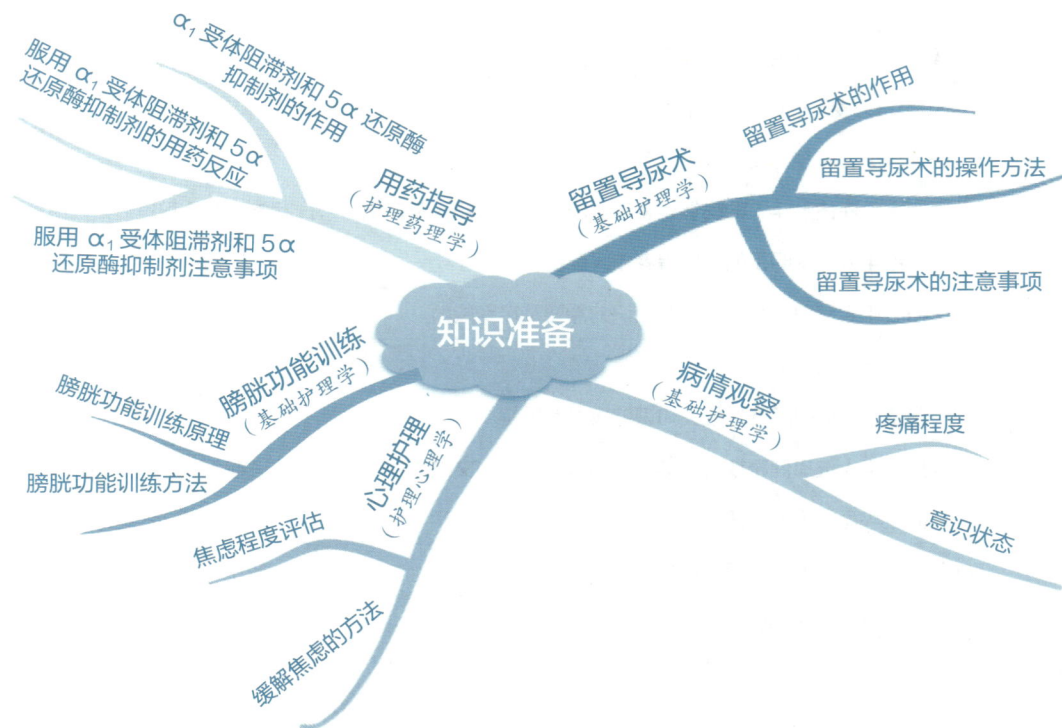

服用 α₁ 受体阻滞剂和 5α
还原酶抑制剂的用药反应

α₁ 受体阻滞剂和 5α 还原酶
抑制剂的作用

用药指导
（护理药理学）

留置导尿术
（基础护理学）

留置导尿术的作用

留置导尿术的操作方法

服用 α₁ 受体阻滞剂和 5α
还原酶抑制剂注意事项

留置导尿术的注意事项

知识准备

膀胱功能训练
（基础护理学）

膀胱功能训练原理

病情观察
（基础护理学）

疼痛程度

膀胱功能训练方法

心理护理
（护理心理学）

意识状态

焦虑程度评估

缓解焦虑的方法

技能准备

本次实训任务中，可能用到的护理操作有男性留置导尿术、膀胱功能训练等。

心理准备

本次实训任务中，由于老年人出现急性尿潴留，下腹部疼痛难忍，这些症状会使老年人产生紧张焦虑的情绪。正确实施护理措施可以快速解除老年人的痛苦，护理人员如果缺乏相关工作经验，就会达不到治疗的效果，增加老年人的痛苦。故护理人员要掌握以上护理技能，对常规护理操作要娴熟，对老年人的病情要做到全面掌握，具备良好的沟通能力，能够带给老年人十足的安全感。

实训过程

● 实训情境

泌尿外科病房内，10 床韦爷爷家属慌忙来护士站："护士，老爷子肚子胀得厉害，疼得不行了！"护理人员迅速前去查看，发现老年人抱着肚子呻吟，疼痛难忍。

主要查体结果：神志清，发育正常，全身皮肤、巩膜无黄染，浅表淋巴结无肿大。两肺呼吸音清，心律齐。下腹部胀满不适，明显压痛，肝脾肋下未及，肠鸣音正常，双肾区无叩击痛。直肠指检：前列腺明显增大，表面光滑，边缘清楚，质中，无触痛，中央沟变浅。

• 实训流程及评分标准

项目	实训流程	分值	得分
实训内容	1. 发现老年人病情变化，立即通知医生	5	
	2. 迅速判断老年人病情	5	
	3. 遵医嘱引流尿液，实施留置导尿术，必要时使用金属导尿管进行导尿	30	
	4. 留置导尿管的护理	15	
	5. 观察用药后的反应。α_1受体阻滞剂的副作用主要有头晕、直立性低血压，应在睡前服用，用药后卧床休息，防止跌倒，服药期间观察血压有无变化。5α还原酶抑制剂起效缓慢，停药后易复发，所以要告知老年人坚持长期服药4~6个月后才会有效	15	
	6. 饮食护理。嘱老年人进食易消化、营养丰富、含粗纤维的食物，忌饮酒及辛辣食物，以防便秘	5	
	7. 心理护理。关心老年人，向老年人及家属解释治疗方法，增加对疾病的了解，争取老年人的主动配合	5	
	8. 持续观察病情，生命体征、药物作用及副作用、留置导尿管和膀胱造瘘管等，随时做好记录	5	
	9. 保证老年人安全，防止跌倒	5	
整体评价	1. 操作规范、动作熟练	2	
	2. 沟通有效，态度和蔼	3	
	3. 操作用物摆放合理，用过的物品处理得当	2	
	4. 工作安排合理有效，小组协作有力	3	
	总分	100	

• SP 互动建议

　　模拟老年人按照任务案例还原场景，配合完成上述实训内容，可在实训过程中进行以下互动：

互动时机	互动模拟要点
老年人疼痛难受	家属焦虑，不断询问情况如何
护理人员进行留置导尿	老年人表示难为情，家属担忧导尿疼不疼
护理人员进行用药指导	老年人表示没有听懂，请再说一遍
疼痛减轻	老年人表示感谢

• 沟通示例

　　1. 向老年人解释留置导尿术的目的　"您好韦爷爷，现在感觉怎么样？您放松，现在马上给您进行留置导尿。留置导尿就是用一根很细的管子经尿道进入到膀胱，引流出尿液，这样就能减轻您的不适了。下导尿管时稍微会有一点不舒服，您放心，我会动作轻柔的。那先让家属协助您清洗一下会阴，我去准备用物，马上来给您下尿管。"

    2. 教会老年人膀胱控制力训练的方法 "韦爷爷，留置尿管后由于膀胱括约肌松弛，就会出现的漏尿这样的小问题，是正常现象，您不用担心。现在我教您膀胱控制力训练的方法，您跟着我一起做。首先收缩肛门括约肌，坚持10s，好，放松，再来一次，很好，我们再来一次。韦爷爷，就像这样每次10组，每天训练3 ~ 5次，很快就恢复正常了。还有您每次饮水量以400 ~ 450ml为宜，饮水和排尿的时间间隔是1 ~ 2h，保持每日总尿量800 ~ 1000ml为宜，尿袋上有刻度，您在倒掉尿液时记录一下尿量。这样通过对水出入量的控制训练，也可以改善膀胱功能的。如果有不清楚的您随时按呼叫器，我也会随时来看您的。"

● 重点项目操作流程及规范

男性老年人留置导尿术

准备	环境：符合无菌操作
	用物：一次性垫巾（或胶单和布单）、弯盘、无菌持物钳、无菌导尿包、消毒凝胶、便盆、屏风
	护理人员：仪表符合要求，洗手、戴口罩
	老年人：有自主活动能力的老年人可先进行会阴部清洗
操作流程及规范	将用物推至床旁
	核对老年人，说明目的，取得老年人配合
	关好门窗，遮挡老年人
	帮老年人脱去对侧裤腿盖在近侧腿部上，对侧腿用盖被遮盖
	协助老年人取屈膝仰卧位，两腿略外展，暴露外阴
	将垫巾置于老年人臀下，弯盘置于老年人外阴旁
	打开外阴清洁包，操作者左手戴手套，右手持镊子
	清洁外阴：顺序是阴阜、阴茎、阴囊，左手用无菌纱布包裹住阴茎，将包皮向后推，暴露尿道口，自尿道口向外后旋转擦拭尿道口、龟头及冠状沟数次
	脱手套，撤走弯盘及用后清洁包
	洗手，把导尿包放在老年人两腿之间，打开导尿包内包布，用持物钳夹取无菌手套
	戴无菌手套，铺洞巾，使洞巾和导尿包内包布形成一个无菌区，整理导尿包内物品
	检查导尿管气囊有无漏气，导尿管是否通畅，润滑导尿管前端
	左手用纱布包裹住阴茎将包皮向后推再次消毒：顺序是尿道口、龟头、冠状沟、尿道口（停留片刻）
	左手继续用纱布包裹住阴茎并提起，使之与腹壁成60°
	右手移开用后的棉球及弯盘，移近导尿管及弯盘
	用镊子夹住尿管前端3 ~ 5cm处缓缓插入尿道口20 ~ 22cm，见尿液流出后再插入2cm左右
	根据导尿管上注明的气囊容积向气囊注入等量的生理盐水（15 ~ 20ml），向外轻拉导尿管有阻力感即可
	如需留置尿管者将尿管与尿袋连接，固定集尿袋

续表

操作流程及规范	需做尿培养者，用无菌标本瓶或试管取中段尿后送检，导尿完毕，轻轻拔出导尿管后擦干会阴
	脱手套，整理物品
	协助老年人整理衣裤、床单位，取舒适卧位，用物分类放置，做好记录
整体评价	关爱老年人，护患沟通有效
	动作轻柔准确，老年人舒适
	用物备齐，处理规范

膀胱功能训练

准备	环境：安静、整洁、舒适、无异味	
	用物：纸、笔、记录单等	
	护理人员：着装整洁、洗手、戴口罩	
	老年人：评估老年人的病情、意识状态，评估老年人及家属的心理状态与配合程度，向老年人及家属解释操作目的、方法、注意事项及配合要点	
操作流程及规范	核对老年人信息	
	水出入量控制训练	帮助老年人建立定时、定量饮水和定时排尿的制度。指导老年人每次饮水量以 400 ~ 450ml 为宜，饮水和排尿的时间间隔一般在 1 ~ 2h，每日总尿量 800 ~ 1000ml 为宜
	膀胱括约肌控制力训练	指导老年人使用盆底肌练习法。主动收缩耻骨尾骨肌（肛门括约肌），每次收缩持续 10s，重复 10 次，每日 3 ~ 5 次
	排尿反射训练	通过排尿反射"触发点"进行排尿反射训练。轻叩耻骨上区、牵拉阴毛、摩擦大腿内侧，挤压龟头等。叩击频率 50 ~ 100 次 / 分，叩击次数 100 ~ 500 次
	代偿性排尿方法训练	Valsalva 法：老年人取坐位，放松腹部，身体前倾，屏住呼吸 10 ~ 12s，用力将腹压传到膀胱、直肠和骨盆底部，屈曲髋关节和膝关节，使大腿贴近腹部，防止腹部膨出，增加腹部压力
		Crede 手法：双手拇指置于髂嵴处，其余手指放在膀胱顶部（脐下方），逐渐施力向内下方压，也可用拳头由脐部深按压向耻骨方向滚动。加压时须缓慢轻柔，避免使用暴力和耻骨上直接加压
	记录排尿情况	
整体评价	关爱老年人，护患沟通有效	
	动作轻柔准确，老年人舒适	
	用物备齐，处理规范	

实训 6-3

护理前列腺增生手术后的老年人

☷ 工作任务

你是泌尿外科病房的护理人员。10 床韦爷爷，以"良性前列腺增生症"收住泌尿外科病房，经留置导尿术后老年人下腹部胀痛减轻，拔除尿管后，仍然排尿困难，腰腹部疼痛，残余尿量 60ml，需进行经尿道前列腺电切术（TURP），术后医嘱给予一级护理，导尿管引流通畅，0.9% 的氯化钠溶液持续膀胱冲洗。

请你针对上述情况，给予相应护理措施。

📖 知识准备

护理前列腺增生手术后的老年人知识点如图所示。

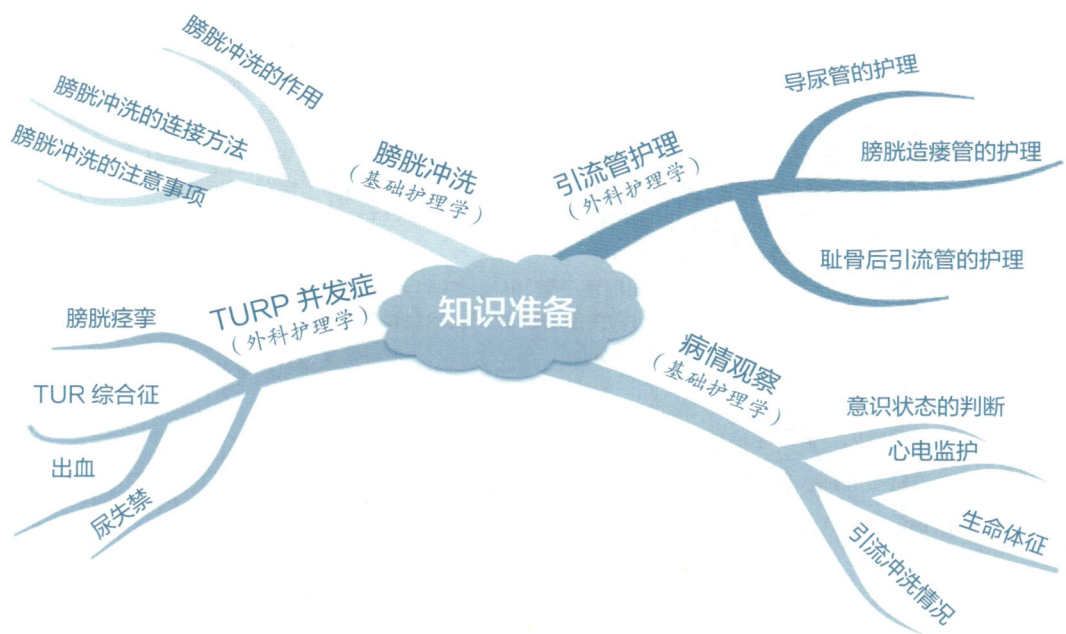

⛛ 技能准备

本次实训任务中，可能用到的护理操作有持续膀胱冲洗术、引流管的护理等。

🧑 心理准备

本次实训任务中，老年人手术后因疼痛、担心术后病情、活动受限、治疗效果不佳等原因会出现焦虑等心理问题，护理人员应同情和理解老年人的感受，要对老年人进行心理疏导，保持稳定的情绪，积极乐观的心态，利于疾病的康复。

⟳ 实训过程

● 实训情境

泌尿外科病房内，10 床的韦爷爷经尿道前列腺电切术后 10h，老年人目前生命体征平稳，遵医嘱进行膀胱冲洗，并进行术后指导。

● 实训流程及评分标准

项目	实训流程	分值	得分
实训内容	1. 观察老年人意识状态、生命体征等情况	5	
	2. 对导尿管、膀胱造瘘管、耻骨后引流管做好标识、妥善固定、保持引流通畅	20	
	3. 进行膀胱冲洗	30	
	4. 观察引流冲洗情况	5	
	5. 并发症的观察和护理。观察老年人有无膀胱痉挛、TUR 综合征、出血及尿失禁情况	10	
	6. 保持皮肤清洁、干燥，及时更换污染的被服，保持床单位整洁	10	
	7. 进行会阴部护理	5	
	8. 鼓励老年人多饮水，做好术后知识宣教	5	
整体质量	1. 操作规范、动作熟练	2	
	2. 沟通有效，态度和蔼	3	
	3. 工作安排合理有效，小组协作有力	5	
	总分	100	

● SP 互动建议

模拟老年人按照任务案例还原场景，配合完成上述实训内容，可在实训过程中进行以下互动：

互动时机	互动模拟要点
护理人员进入病房	家属表示担心术后治疗效果
护理人员进行膀胱冲洗	老年人提问需要冲洗多长时间
护理人员整理床单位	家属表示自己可以做，不想麻烦护理人员
护理人员指导老年人多饮水	老年人提问多饮水原因

● 沟通示例

1. 向老年人介绍术前麻醉注意事项 "韦爷爷，明天您就要手术了，我们练习一下全身放松、深呼吸及有效咳嗽排痰。您先躺在床上。深吸气时嘴巴闭起来，对，用鼻吸气，双手不要握拳，手掌自然伸开。好，再来一次。明天手术是腰麻，就是麻药打在腰脊椎骨内，下半身没有知觉，人是清醒的。我现在教您怎样配合麻醉医生。韦爷爷请您身体侧卧，双腿屈曲，靠近胸口，两手抱住膝盖，背尽量后凸，头低下一点。好，就这样。等一会儿我再来为您做术前准备工作。韦爷爷，您现在先休息一下，和26床张爷爷聊聊，他与您的手术是一样的。"

2. 向患者讲解引流管护理知识 "韦爷爷，我给您说一下引流管的注意事项，您看引流管我们是按照安全标识规范做好标记的，这样有利于辨认。引流管位置不可过高或过低，避免引流管移位、脱出，防止逆行感染，如果有漏液渗液情况您一定及时按呼叫器。一定要保持引流通畅，您在活动翻身时要注意引流管有没有打折、扭曲、受压。如果发现引流管脱出了，您一定及时告知我们，我也会随时来看您的。我看目前引流液的量、颜色、性状都是正常的，您不用担心，好好休息。"

3. 对老年人进行出院后健康教育 "韦爷爷，您好！您术后恢复很快，今天可以拔除尿管了。拔除后可能出现暂时性排尿失控情况。您继续按照教您的功能锻炼方法去做，很快就好的，不必紧张。出院后三个月内避免负重、久坐、骑车，要保持大便通畅，尿线变细及时就诊。这是我们科的联系电话，我们随时保持联系。"

● 重点项目操作流程及规范

持续膀胱冲洗术

准备	护理人员：着装整洁、洗手、戴口罩
	老年人：评估老年人病情、自理能力及合作情况；评估老年人尿液的性状、有无尿频、尿急、尿痛、膀胱憋尿感，是否排尽尿液及尿管通畅情况；向老年人及家属解释操作目的、方法、注意事项及配合要点
	用物：0.9% 氯化钠溶液（温度 38～40℃）、输液器
操作流程及规范	携用物至床旁，查对老年人
	将膀胱冲洗液悬挂在输液架上，将冲洗管与冲洗液连接，"Y"形管一头连接冲洗管、另外两头分别连接导尿管和尿袋。连接前对各个连接部进行消毒
	打开冲洗管，夹闭尿袋，根据医嘱调节冲洗速度
	夹闭冲洗管，打开尿袋，排出冲洗液。如此反复进行
	在持续冲洗过程中，观察老年人的反应及冲洗液的量及颜色。评估冲洗液入量和出量，膀胱有无憋胀感
	冲洗完毕，取下冲洗管，妥善固定，位置低于膀胱，以利于引流尿液
	协助老年人取舒适卧位，整理床单位
整体评价	关爱老年人，护患沟通有效
	动作轻柔准确，老年人舒适
	用物备齐，处理规范

引流管护理

准备		护理人员：着装整洁、洗手、戴口罩	
		老年人：评估老年人的病情、意识状态，评估老年人及家属的心理状态与配合程度，向老年人及家属解释操作目的、方法、注意事项及配合要点	
		用物：标识贴、一次性手套	
操作流程及规范		携用物至床旁，查对老年人	
	妥善固定	按照管道安全标识规范做好标记，以利辨认	
		引流管位置不可过高或过低，避免引流管移位、脱出，防止逆行感染	
		注意管道的密封情况，仔细检查引流管及接头处有无松动漏气	
	保持引流通畅	检查导管有无打折、扭曲、受压	
		定时挤捏引流管，避免堵塞。每 30～60min 挤压一次引流管，如有阻力感，应考虑堵塞	
		酌情给予半卧位，以维持良好的引流功能	
		保持负压装置的有效性	
	预防引流管脱出	标记引流管外露长度，以便及时发现有无脱出	
		引流管长度适宜，防止老年人活动、翻身时牵拉脱出	
		及时倾倒引流液	
		保持管道的密闭和无菌，定期更换引流袋，进行治疗操作时遵守无菌原则，伤口渗液时及时更换敷料，老年人移动时，应先安放好引流管或先夹闭引流管，预防感染	
		测量、记录引流液的量、性状、色泽变化、水柱波动的范围，并准确记录发现异常及时报告处理	
		保持适宜压力与体位，根据引流管类型观察并调整压力，保证引流、治疗效果，有利于呼吸与引流液排除	
		加强基础护理，指导老年人翻身活动，指导深呼吸与有效咳嗽运动	
		进行相关健康指导，告知引流目的，注意事项	
		对带引流管出院的老年人进行相关指导	
整体评价		关爱老年人，护患沟通有效	
		动作轻柔准确，老年人舒适	
		用物备齐，处理规范	

应用与拓展

◔ 案例分析

1. 李某，男，65 岁，3 年前逐渐出现夜间排尿次数增多，常达 4～6 次，并有排尿困难，自觉有尿意时，久等后方可解出，且小便无力、分叉、尿变细，未见血尿及尿色异常，近半年来进行性加重，中午饮酒后 8h 未排尿，伴下腹部胀痛不适，B 超显示膀胱尿潴留（439ml），无潮热盗汗，无胸闷胸痛、无腹痛、无恶心呕吐。

（1）考虑老年人发生了什么情况？为什么？病史询问还应收集哪些方面的资料？

（2）该疾病相关的危险因素？如何对老年人的日常生活进行指导？有何意义？

（3）老年人情况严重吗？作为接诊护理人员，您需要做哪些准备工作？

（4）为解除膀胱尿潴留，需留置导尿，留置导尿的操作要点有哪些？

2. 韦某，男，68岁，5年前无明显诱因出现尿频、尿急、尿痛，约每日13次，夜尿次数增多，排尿等待、排尿费力、尿不尽感，无肉眼血尿，无发热腰腹部疼痛，留置尿管对症治疗3天后仍排不出尿，门诊以"前列腺增生"收入院。查体：生命体征平稳，神志清楚，无明显消瘦痛苦面容。巩膜无黄染，心肺无明显异常，腹平软，无压痛。体格检查：T36.6℃，P78次/min，R19次/min，BP120/80mmHg；专科检查：外生殖器外观无异常，双侧睾丸可及，尿管留置中，尿道口无红肿、无脓性分泌物，引流尿色清亮，无肉眼血尿。肛门指检：肛门括约肌肌力正常，指套未见血染。前列腺二度增大，无触痛，中央沟消失，质韧，触及明显结节状物。病情评估：一般情况可，饮食睡眠可，大小便正常，无明确病史，无过敏史，无家族史，经济能力一般。老年人在腰硬联合麻醉下行"前列腺支架植入＋部分切除活检术"。术中留置耻骨后间隙负压引流管、导尿管行膀胱持续冲洗。术后予监测生命体征，持续膀胱冲洗，抗炎、补液治疗。标本送病理检查。

（1）老年人目前存在的主要护理问题有哪些？

（2）如何正确进行膀胱冲洗？如何进行引流管护理？

（3）老年人术后并发症有哪些？如何进行观察和护理？

课后实践

1. 以小组为单位，绘制前列腺增生预防宣传海报，在附近社区开展预防前列腺增生的海报宣传活动。

2. 在养老院及护理院，为前列腺增生术后老年人提供生活护理服务、健康指导。

（温　萌　达朝锦　郑　捷　郭　燕　徐明丽）

脑卒中老年人的护理

脑卒中是老年人最常见的易患疾病之一，又称脑血管意外，是指由于各种原因引起脑部血液供应障碍所致的持续性神经功能缺损综合征，根据脑卒中的病理机制和临床表现分为缺血性脑卒中（脑血栓形成、脑栓塞）和出血性脑卒中（脑出血、蛛网膜下腔出血）。脑卒中有高发病率、高死亡率、高致残率、高复发率和高经济负担等五大特点。我国脑卒中每年新发病例约 200 万人，每年有超过 150 万的人死于脑卒中，脑卒中后存活者有 600 万~ 700 万人，在存活的老年人中，70% ~ 75% 会留有不同程度的残疾，脑卒中是导致老年人致死致残的主要疾病之一。

脑卒中的危险因素比较复杂多样，如高血压、糖尿病、血脂异常、超重、不良生活习惯等。药物治疗一般为对症支持治疗，常用药物有：①脑保护剂，如依达拉奉等。②促大脑功能恢复药，如胞磷胆碱等。③止血药，如重组人凝血因子Ⅶa 等，缺血性脑卒中慎用止血类药物。④抗血小板药，如阿司匹林、氯吡格雷等，出血性脑卒中患者慎用抗凝血药。⑤改善脑血管循环的药物，如人尿激肽原酶、丁苯酞等。对于血压、血糖异常的患者，应使用适当的降压药、降糖药。

实训 7–1

护理突发脑梗死的老年人

🔲 工作任务

你是神经内科病房的护理人员，今日接诊了一名老年人，具体情况如下：

张爷爷，78 岁，半天前无任何原因突然出现左侧肢体无力伴抽搐，言语不清，家人紧急送诊，门诊以"脑梗死，高血压病"收住神经内科病房。入院手续已办理完毕，儿子和老伴王奶奶推着轮椅来到病区。

请你规范、热情接诊老年人，正确全面评估老年人病情，并做好各项安全防护措施。

📖 知识准备

护理突发脑梗死的老年人知识点如图所示。

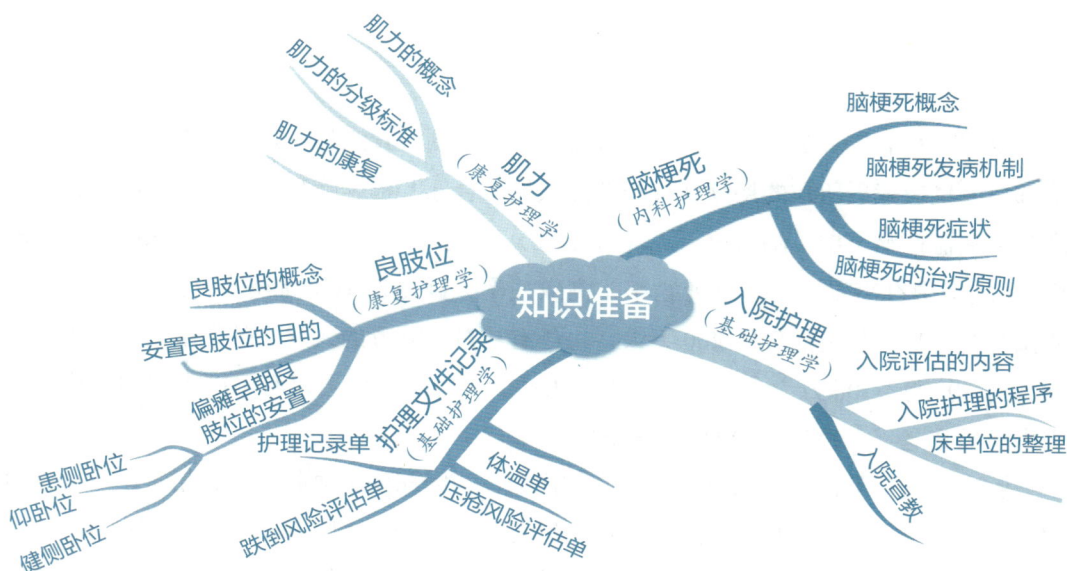

✂ 技能准备

本次实训任务中，可能用到的护理操作有入院护理、生命体征测量、徒手肌力评定、老年人转运、脑卒中良肢位摆放、护理文件书写等。

👤 心理准备

本次实训任务中，老年人由于突发疾病入院，可能由于对医院环境的陌生、对疾病知识的缺乏而感到焦虑和无所适从，护理人员要以主动热情的态度接诊老年人，耐心细致地介绍住院事项。老年人由于脑梗导致一侧肢体活动障碍，自理能力下降，可能会产生无力感、自尊降低，对待工作人员态度冷漠或者暴躁，护理人员要有同理心，以充分的耐心、责任心对待老年人。

实训过程

● 实训情境

神经内科病房，一名老年男性由门诊转运护理人员推着轮椅进入病房，神志清楚、言语含糊，自述右侧胳膊和腿不能动。老伴带着门诊病历、生活用物陪同，医生开具的住院证上写着："突发言语不清、左侧肢体偏瘫半天。"

相关检查结果如下：头颅 CT 显示左侧大脑额叶大片低密度影，经颅多普勒超声（TCD）示双侧大脑中动脉、双侧颈内动脉虹吸部、双侧大脑后动脉、基底动脉狭窄。血脂检查显示：LDL-C 2.01mmol/L，TG 1.81mmol/L，TC 6.20mmol/L。

● 实训流程及评分标准

项目	实训流程	分值	得分
实训内容	1. 接诊老年人，分配床位。完成入院评估（重点练习肌力、跌倒、坠床、压疮等护理风险评估）	25	
	2. 整理床单位，介绍病房环境及设施。准备垫枕、防跌倒牌等物品	15	
	3. 使用轮椅运送老年人做检查	10	
	4. 将老年人由轮椅转运到床上，给予安全保护	15	
	5. 安置良肢位，并向老年人及家属介绍良肢位的意义	20	
	6. 完成体温单、护理记录单、跌倒及压疮风险评估单等护理文件	8	
整体质量	1. 操作规范、动作熟练	2	
	2. 沟通有效，态度和蔼	3	
	3. 工作安排合理有效，小组协作有力	2	
总分		100	

● SP 互动建议

模拟老年人按照任务案例还原场景，配合完成上述实训内容，可在实训过程中进行以下互动：

互动时机	互动模拟要点
护理人员接诊过程时间较长	不断呻吟，表示身体不适
护理人员进行入院评估	询问测量结果及病情
护理人员尝试将老年人转运到床上	因自己不能活动而感到沮丧，唉声叹气
护理人员为其安置良肢位	表示自己不习惯良肢位

● 沟通示例

1. 向脑卒中的老年人及家属介绍良肢位的意义 "爷爷您好，您现在一侧身体活动不便，可能在短时间内就得躺在床上了。为了避免您后期出现肌肉痉挛、肩关节脱位等并发症，也为了您这侧身体早日恢复活动，我现在要给您说一说床上的正确躺卧姿势，就是我们所说的'良肢位'，您可以向患侧躺，也可以向健侧躺，也可以适当采取仰卧，下面我就给您讲讲这三种不同体位的要点……长期采取一种姿势可能会发生压疮，所以建议您 2 小时就换一个体位，您不方便的话可以按呼叫器叫我，我帮您翻身。"

2. 安抚因肢体活动障碍而沮丧焦虑的老年人 "爷爷您刚才说到现在一边身体不能动，不能自己照顾自己，又不想麻烦别人，所以有点沮丧是吗？我非常能理解您现在的心情。但这都是暂时的，您要有康复的信心。您这次发病就诊很及时，只要我们积极配合治疗，按要求进行康复锻炼，肢体功能可以得到很大的恢复的，到时候自己也能照顾自己。这几天，您就放宽心，有什么需求要及时说出来。"

● 重点环节操作流程及规范

徒手肌力评定

准备	环境：安静、整洁、安全、舒适
	用物：床、凳子等
	护理人员：着装整齐，修剪指甲，温热双手，态度和蔼
	老年人：向老年人说明测量的目的、过程、测量原因，取得老年人配合。如老年人存在关节局部炎症、关节腔积液、关节不稳、急性扭伤、局部剧烈疼痛、严重的心脏病和高血压等问题则不宜做此项操作
操作流程及规范	确定测量体位，保证体位舒适
	充分暴露被检查部位，测量时关节活动不受限
	检查进行肌力评定所涉及的关节是否存在活动受限
	用手将受试者所需评定的躯干或肢体固定，使之处于能够单纯完成某一动作的最佳位置，减少协同肌、拮抗肌的干扰作用
	采用重力检查（固定近端肢体后，待测肌肉全力收缩，远端肢体在垂直面上自下向上进行全关节范围运动）
	若能完成，说明肌力在 3 级或 3 级以上
	另一手在运动关节的远端施加阻力，阻力应为持续性，且阻力方向与肌肉用力方向相反，能克服部分阻力为 4 级
	能克服完全阻力为 5 级
	不能承受外加阻力则为 3 级
	若不能克服重力做全幅度运动，说明肌力在 3 级以下，应调整体位
	将肢体旋转 90°，测试远端肌肉时可稍托起肢体，测试近端肌肉时可在肢体下放置光滑平板，或用带子将肢体悬挂使肢体在水平面上运动；在此条件下能完成大幅度运动，可判定为 2 级肌力
	如仅有微小关节活动或未见关节活动，但可在主动肌的肌腹或肌腔上触到收缩感，则为 1 级肌力
	触不到收缩感则为 0 级
	在测试 3 级以下肌力时，为了避免改变体位的麻烦，也可施加助力，根据所需助力的大小判定为 2 级或 1 级肌力

续表

整体评价	测试动作应标准化，方向正确，近端肢体应固定于适当姿势，防止代偿动作	
	测试时应做左右两侧对比，尤其在 4 级或 5 级难以辨别时，更应与健侧对比	
	全程态度和蔼，沟通自然	
	态度端正，尊重关爱老年人	

轮椅运送

准备	环境：安静、整洁、安全、舒适	
	用物：轮椅、毛毯、别针等	
	护理人员：着装整齐，修剪指甲，洗手，戴口罩	
	老年人：向老年人说明使用轮椅的目的、注意事项，取得配合	
操作流程及规范	准备轮椅	检查轮椅性能：车轮、椅座、椅背、脚踏板、制动闸等各部件性能
		将轮椅推至老年人床旁，辨识老年人并做好解释，以取得配合
		使椅背与床尾平齐，椅面朝向床头，扳制动闸将轮椅制动
		将毛毯平铺在轮椅上，毛毯上端高过老年人颈部 15cm 左右
	协助上椅	扶老年人坐起，两脚垂于床沿，嘱老年人以手掌撑在床面上维持坐姿
		协助老年人穿衣、裤及鞋袜
		嘱老年人将双手置于护理人员肩上，护理人员双手环抱老年人腰部，协助老年人下床
		护理人员协助老年人转身，嘱老年人用手扶住轮椅扶手，坐于轮椅中
		翻下脚踏板，协助老年人将脚置于脚踏板上
	适当保暖	将毛毯上端边缘向外翻折约 10cm，围在老年人颈部，用别针固定
		将毛毯两侧围裹老年人双臂，用别针固定
		再用毛毯余下部分围裹老年人上身、下肢和双脚
	整理观察	整理床单位，铺暂空床
		观察老年人，确定无不适后，放松制动闸
	运送途中	推行中注意观察老年人病情变化。下坡时，嘱老年人抓紧扶手，身体尽量向后靠，勿向前倾或自行下轮椅，以防摔倒
	协助下椅	将轮椅推至床尾，使椅背与床尾平齐，老年人面向床头
		将轮椅制动，翻起脚踏板
		解除老年人身上固定毛毯的别针
		协助老年人站起、转身、坐于床沿
		协助老年人脱去鞋子及外衣，躺卧舒适，盖好盖被
	偏瘫老年人上轮椅	将轮椅放在老年人健侧斜前方，刹车，竖起脚踏板
		协助老年人从床起立后，用健侧的手扶住轮椅远端的扶手，以健侧的腿为转轴，身体慢慢旋转，使臀部对准轮椅后坐入

续表

操作流程及规范	偏瘫老年人下轮椅	将老年人健侧靠近床边，在与床边成 30°～45°角时，刹车，竖起脚踏板
		协助老年人双足前脚掌着地，双侧膝关节屈曲不得超过 90°，身体重心前移，健侧的手扶住轮椅扶手站起
		健侧的腿向前方迈出一步，以健侧的腿为轴心，身体旋转，用健侧的手支撑床面，重心前移，弯腰慢慢坐下
整体评价	安全意识强，注重保护病人	
	态度和蔼，沟通自然	
	尊重老年人，注重发挥老年人能动性	

脑卒中良肢位摆放

准备	环境：安静、整洁、安全、舒适	
	用物：数个枕头（视老年人情况而定），翻身卡	
	护理人员：着装整洁、便于操作，洗手	
	老年人：评估老年人的病情、意识状态、功能障碍情况，评估老年人及家属的心理状态与配合程度，向老年人及家属解释操作目的、方法、注意事项及配合要点	
操作流程及规范	携用物至床旁，查对老年人	
	询问老年人是否舒适，被子是否太重，体位是否安全、稳固，查看床单位周围的安全状况	
	仰卧位	上肢：肩胛骨尽量前伸，在肩胛骨下垫一软垫，肩关节外展外旋与躯干呈 45°；肘关节、腕关节背伸，掌心向下；手指伸展略分开，拇指外展； 下肢：在腰和髋部下面垫软枕，髋关节稍内收内旋；膝关节屈曲，膝下可垫一小枕；踝关节背曲，足尖向上，防止足下垂。脚底不要接触任何东西； 头部：不偏斜，可稍向患侧，避免使用过高枕头
	健侧卧位	健侧肢体在下方，可放在自觉舒适的位置。 患侧上肢：肩向前伸，肘及腕关节均保持自然伸展位，腋下的胸侧壁置一软枕，使肩及上肢保持外展； 患侧下肢：髋略屈，屈膝，踝略背伸。患侧膝关节和小腿垫一软枕
	患侧卧位	患侧肢体在下方。 患侧上肢：肩和肩胛骨向前伸直，前臂旋后，使肘和腕伸展，手掌向上，手指伸开； 患侧下肢：健肢在前，患肢在后，患侧膝、髋关节屈曲，踝背伸，足掌与小腿尽量保持垂直。由膝至脚部用软枕支持，避免压迫患侧下肢
	拉起床栏，告知老年人及家属注意事项	
	再次查对老年人，签翻身卡，置翻身卡于床尾，整理用物，洗手，记录老年人体位于护理记录单	
整体评价	关爱老年人，护患沟通有效	
	动作轻柔准确，床单位整洁，老年人舒适，肢体保持良肢位	
	用物齐备，处理规范	

护理文件记录

准备	用物：体温单、医嘱单、入院评估单、护理记录单、危险因素评估单、交接班记录单等护理文件，红笔，蓝笔，尺子，橡皮，模拟病历等
	护理人员：着装整齐，掌握病历信息

续表

操作流程及规范	体温单	入院、出院、转科、出生、分娩、急诊手术入院、呼吸心跳停止时间及请假、手术，应填写在相应位置，时间准确
		体温绘制准确
		高热采取降温措施后有体温变化的标志
		药物过敏者每页有标记
		按要求记录呼吸、血压、大便、小便、出入量、身高、体重等项目，无错漏
	医嘱单	及时执行医嘱，由执行护理人员签时间，准确到分钟
		每页护理人员签名处手签全名，字迹清晰，无涂改
		医嘱有皮试者，填写过敏试验的时间及结果，无漏填
	其他表格	入院护理评估单在入院、转入 4h 内由责任护士或值班护士完成；按内容要求逐项填写，评估内容与事实相符
		护理记录单病情描述清楚，重点突出，能反映护理过程，入院当日及有特殊病情变化及时处理，且有记录
		输液卡填写符合要求，有日期、时间、有巡视及签名
		入院 24h 内完成健康宣教，病史完整，简洁，书写规范
		交接报告下班前完成，记录简洁，格式符合要求
		跌倒 / 坠床危险因素评估单记录评估因素与病情相符，总分计算正确，预防措施与病情相符
整体评价		信息填写完整、准确
		外观整洁、无破损
		字迹清楚可辨、无涂改
		使用医学术语
		书写错误按规范要求正确修改方法修改

实训 7-2

护理脑出血昏迷的老年人

📋 工作任务

你是神经内科监护室的护理人员。6 床王奶奶，既往有高血压病史 10 余年，3 天前从事体力劳动时突发剧烈头痛、言语不清，继而摔倒后意识模糊、大小便失禁。入院后给予利血平、复方降压片降压，20% 甘露醇及 50% 葡萄糖脱水，并予以半冬眠疗法，吸氧，保留导尿等措施。第四天出现深昏迷、呼吸急促、喉中痰鸣、高热，左侧上下肢肌力 0 级，双侧瞳孔 1mm 大小，光反射消失。

请你根据上述情况完成王奶奶的护理工作。

📖 知识准备

护理脑出血昏迷的老年人知识点如图所示。

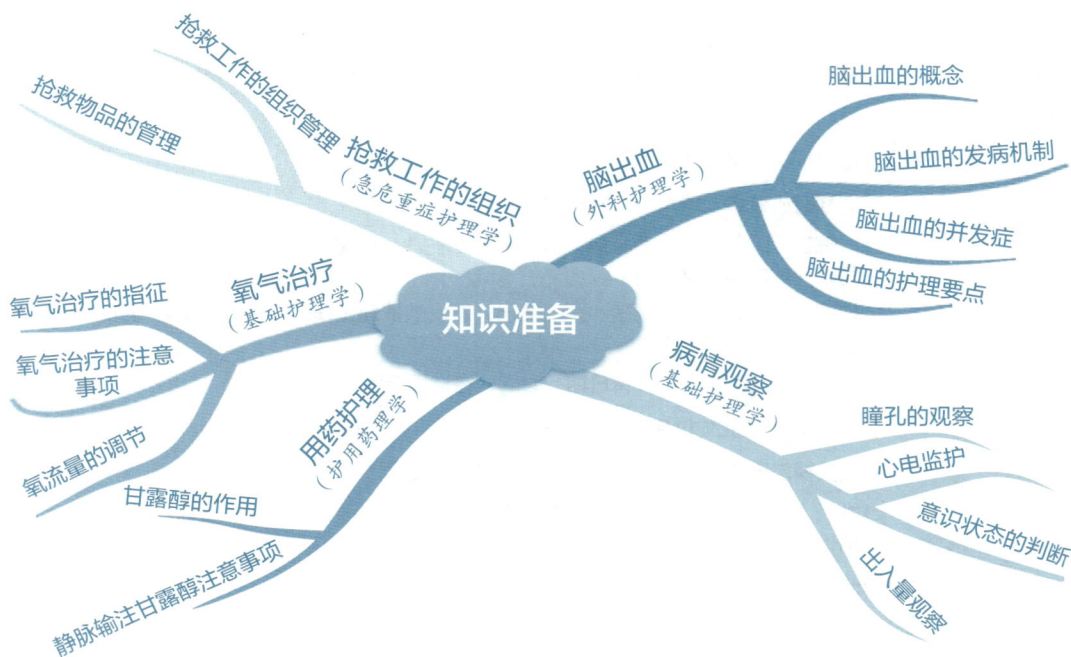

❋ 技能准备

本次实训任务中，可能用到的护理操作有意识状态评估、瞳孔观察、鼻饲术、导尿术、冷疗技术等。

ⓨ 心理准备

本次实训任务中，老年人病情危重，收住监护室后限制家属探视，会使家属产生紧张恐惧的心情。护理人员要理解家属，采取弹性化探视制度，及时解释病情，做好安抚和沟通工作。老年人处于昏迷状态，护患关系属于主动－被动型，但护理人员在工作中也要充分尊重老年人隐私，在操作中减少暴露，和老年人保持语言沟通，一方面体现人文关怀，一方面给予昏迷老年人言语刺激有利于其意识恢复。

◯ 实训过程

● 实训情境

神经内科监护室内，6床王奶奶因脑出血收住入院3天，今日出现昏迷加深、高热等症状。经医护紧急处理，现病情趋于平稳，医嘱继续降颅内压，辅以半冬眠疗法，并给予鼻饲补充营养。

- **实训流程及评分标准**

项目	实训流程	分值	得分
实训内容	1. 向家属简单通报老年人病情，做好安抚工作	10	
	2. 根据老年人病情安置合适体位：头部垫高 15°~30°，并偏向一侧，保持绝对静止，加床栏，避免搬动	10	
	3. 遵医嘱给予甘露醇静脉输注，选择粗直血管，30min 内输完	15	
	4. 温水擦浴以降温	20	
	5. 采取冷疗技术配合低温治疗：头部枕冰袋，或在颈动脉及大血管处放置冰袋	10	
	6. 给予鼻饲饮食，保证营养供给	15	
	7. 记录出入量	10	
整体质量	1. 操作规范、动作熟练	3	
	2. 沟通有效，态度和蔼	4	
	3. 工作安排合理有效，小组协作有力	3	
总分		100	

- **SP 互动建议**

模拟老年人按照任务案例还原场景，配合完成上述实训内容，可在实训过程中进行以下互动：

互动时机	互动模拟要点
护理人员向家属解释病情	家属表示担忧，抹眼泪，请求护理人员救救家人
护理人员要求家属送流质饮食	家属询问流质饮食有哪些
护理人员为老年人温水擦浴	实习护理人员提出前胸和脚心也要擦拭
护理人员输注甘露醇	实习护理人员质疑输液速度过快

- **沟通示例**

1. 向家属简单通报病情，并做好安抚工作　"您是 6 床王奶奶的家属吗？您好，奶奶的病情有点变化，刚刚出现了昏迷，体温也比较高，医护人员现在正在紧急处理。我能理解您现在肯定非常担心和着急，请您保持电话畅通，等一会儿奶奶病情平稳了，我马上安排您探视。我们也会把奶奶的病情进展随时向您通报，请您耐心等待。"

2. 向家属解释鼻饲及流质饮食相关内容　"阿姨您好，王奶奶现在病情已经平稳了，但是暂时不能吃饭，我们给奶奶下了鼻饲管，就是通过一根细细的管子，将食物由鼻腔灌注到胃内的一种方法，这样可以保证奶奶这段时间的营养供给。现在起，您就要定时给奶奶送饭了，但要注意是流质饮食，流质饮食是指食物呈液体状，这样便于灌入鼻饲管，您可以准备小米粥、豆浆、牛奶、果汁、青菜汁、肉末汤等食物，每次大概200ml 就可以，每隔 2~3 小时送一次。

● 重点环节操作流程及规范

瞳孔评估

准备	环境：光线适中，温湿度适宜	
	用物：手电筒、瞳孔测量尺等	
	护理人员：洗手，戴口罩，仪表端庄、服装整洁	
	老年人：告知老年人及家属观察瞳孔的目的和意义，核对老年人床号、姓名、年龄、手腕带等	
操作流程及规范	自然光线下，嘱神清老年人目视前方，不能配合者一手拇指、示指拨开老年人上下眼睑	
	观察瞳孔大小、形状，可用瞳孔测量尺评估瞳孔的大小	
	对比双侧瞳孔是否等大等圆	
	直接对光反射	老年人目视前方，操作者右手拿电筒从外向内移动照射瞳孔
		观察瞳孔受到光线刺激后的反应（记录为灵敏、迟钝或消失）
		移开电筒后观察是否迅速复原，判断此侧瞳孔大小（为照射后回缩的大小）
		评估瞳孔对光反射情况：将光源移动向一侧瞳孔中央迅速移开，瞳孔感光后迅速缩小为直接对光反射灵敏，正确读出数值
	间接对光反射	双眼静开，两眼之间用手遮挡，用手电筒从外向内照射一侧瞳孔，此时观察另外一侧的对光反射
	同样的方法观察另一侧瞳孔的对光反射	
	评估瞳孔大小、对光反射的同时注意瞳孔变化提供的病情信息	
	再次核对老年人，洗手，将评估结果准确记录在护理记录单上	
整体评价	动作规范、熟练	
	结果判断准确	

意识状态的评估

准备	环境：安静、整洁、安全、舒适
	用物：GCS 计分表等
	护理人员：着装整洁规范，仪表端庄大方
	老年人：核对床号、姓名、住院号。向老年人或家属解释意识状态观察方法及其必要性，获得老年人家属的配合

续表

操作流程及规范	GCS计分法	评估老年人的睁眼反应，可压迫眶上切迹（眉弓处）或捏挤上臂或大腿内侧，观察老年人有无睁眼或能用语言表达的痛苦表情，如失语、气管切开、语言不通的老年人，观察其身体语言
		评估老年人的语言反应，可呼唤老年人的姓名或摇动老年人，观察老年人有无睁眼甚至言语，询问其近期生活事件，判断老年人是否能正确回答问题
		评估老年人的运动反应，可指令老年人动作，观察老年人能否按吩咐进行动作
	观察法	观察老年人是否意识清醒，有无嗜睡、昏睡、浅昏迷或深昏迷，有无意识混浊、谵妄等。发现老年人意识改变，同时观察老年人生命体征、瞳孔大小、对光反应、眼球运动等中枢神经功能情况
	记录评估结果准确记录在评估单和护理记录单上	
整体评价	每次刺激的强度和部位固定	
	选择在健康肢体，避免在瘫痪肢体进行，上肢的反应比下肢反应可靠	
	爱护病人，以判断意识为目的，禁止给病人带来伤害	

温水（乙醇）拭浴

准备	环境：关闭门窗，调节室温至 22～24℃，屏风或床帘遮挡	
	用物	乙醇拭浴：治疗碗（内盛 25%～35% 乙醇 200～300ml，温度 32～34℃）、纱布或小毛巾 2 块、大毛巾、冰袋及套、热水袋及套、快速手消毒液、医疗垃圾桶，必要时备清洁衣裤一套，便器、屏风等
		温水拭浴：水盘内盛 32～34℃温水至 2/3 满，其他用物同上
	护理人员：着装规范、修剪指甲、洗手	
	老年人：了解操作目的，愿意配合	
操作流程及规范	松开床尾盖被，协助老年人脱去上衣	
	冰袋置于头部	
	热水袋置于足底	
	将大浴巾垫于拭浴部位下	
	小毛巾浸入小盆，拧至半干，缠于手上	
	拭拭上肢	以离心方向拍拭，侧颈→肩→上臂外侧→前臂外侧→手背
		侧胸→腋窝→上臂内侧→肘窝→前臂内侧→手心
		用大浴巾擦干皮肤
		同法拍拭对侧上肢
	拍拭背部	协助老年人侧卧
		拍拭肩部→背部→臀部
		用大浴巾擦干皮肤

续表

操作流程及规范	拍拭上肢	协助老年人穿衣、仰卧，协助老年人脱裤
		拍拭髋部→下肢外侧→足背
		腹股沟→下肢内侧→内踝
		臀下→下肢后侧→胸窝→足跟
		用大浴巾擦干皮肤
		同法拍拭对侧下肢
		协助老年人穿好裤子
	观察局部皮肤及老年人反应，倾听老年人主诉	
	拭浴毕，取下热水袋	
	协助老年人卧于舒适体位，整理床单位，再次核对	
	拭浴后 30 分钟测体温，若体温降至 39℃以下，取下头部冰袋	
	洗手、记录，用物处理	
整体评价	动作轻稳、熟练，方法正确，注意保暖	
	符合省时、节力原则	
	关爱老年人，老年人无不良反应，降温效果好	
	能进行有效的护患沟通，取得老年人合作	

鼻饲技术

准备	环境：安静、整洁、无异味、光线适中，无人员走动	
	用物：一次性换药包、灌食器、胃管、油棉球、别针、手套 2 双、棉签、毛巾 2 条、压舌板、纱布、治疗碗（盛流质食物）、杯子（盛温开水）等。必要时备手电筒、听诊器。将用物按使用顺序置于治疗车上	
	护理人员：衣帽整齐、洗手（新七步洗手法）、戴口罩	
	老年人：了解鼻饲的目的、配合事项，有活动义齿和戴眼镜者应取下，妥善保管	
操作流程及规范	插管	核对腕带信息（姓名、住院号等）。向老年人说明目的、方法，取得配合；视病情协助老年人取坐位、仰卧位
		铺巾，置弯盘于口角旁，清洁鼻腔，弃棉签于弯盘内
		戴手套，打开一次性换药包，检查胃管是否通畅，测量长度为前额发际至剑突
		润滑胃管
		左手持纱布托住胃管，右手用镊子夹住胃管经鼻腔缓慢送至咽部，到 14 ~ 16cm 时嘱老年人做吞咽动作
		迅速轻轻将胃管送入胃中，其长度为 45 ~ 55cm
		如发生呛咳、呼吸困难、发绀等情况，表示误入气管，应立即拔除，休息片刻后再插管

续表

操作流程及规范	插管	昏迷老年人因吞咽和咳嗽反射消失不能合作，插管前应去枕，协助老年人头后仰。当胃管插入15cm（会厌部时），将老年人头部托起，使下颌靠近胸骨柄，以增大咽部通道弧度，便于管端沿后壁滑行，徐徐插入至预定长度
		灌食器抽吸胃液，判断是否在胃内，关闭胃管末端
		脱手套，用胶布固定于鼻翼及颊部
	鼻饲	用少量温开水冲胃管
		缓慢注入鼻饲饮食200ml后，用少量温开水冲胃管，关闭胃管末端，并用别针固定在枕旁
		应用药物时，应先将药片碾碎，溶解后再注入，每次鼻饲量不超过200ml，间隔时间不少于2h，温度38～40℃
		整理用物，协助老年人取舒适卧位，整理床单位，将灌食器洗净，放入治疗盘内，备用
	整理记录	洗手，摘口罩
		记录插管时间，老年人情况及鼻饲量
整体评价		胃管插入有效，老年人无呛咳现象
		置管及鼻饲液灌注顺利，老年人无不良反应
		插管时动作轻柔，掌握要领，以免损伤食管黏膜

实训 7-3

护理卧床期的脑梗死老年人

工作任务

你是神经内科病房的护理人员。20床张爷爷1周前以"脑血管意外，高血压病"收住神经内科病房，现病情平稳，神志清楚，但言语含糊、理解能力稍差，右侧肢体肌力0级，左侧肌力正常。右侧髋部皮肤发红，不愿向左侧翻身。另外，老年人3天未排便，现在有便意，但大便干结不易排出。

请你针对上述情况，给予相应护理措施。

知识准备

护理卧床期的脑梗老年人知识点如图所示。

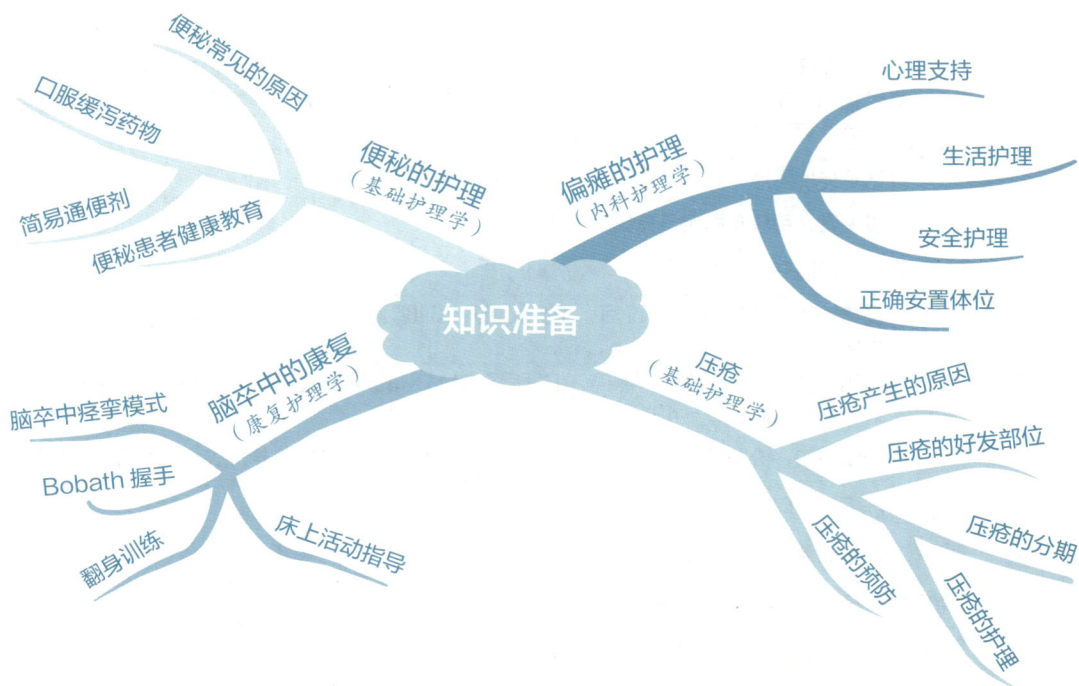

便秘常见的原因

口服缓泻药物

简易通便剂

便秘患者健康教育

便秘的护理
（基础护理学）

偏瘫的护理
（内科护理学）

心理支持

生活护理

安全护理

正确安置体位

知识准备

脑卒中痉挛模式

Bobath 握手

翻身训练

床上活动指导

脑卒中的康复
（康复护理学）

压疮
（基础护理学）

压疮产生的原因

压疮的好发部位

压疮的分期

压疮的预防

压疮的护理

技能准备

本次实训任务中，可能用到的护理操作有协助翻身、偏瘫良肢位的安置、床栏的使用、更换床单、床单位整理、开塞露的使用、床上活动指导等。

心理准备

本次实训任务中，老年人长期卧床，因功能障碍、活动受限、治疗效果不佳等原因可能会出现焦虑甚至绝望的心理问题，护理人员应同情和理解老年人的感受，鼓励老年人表达内心的情感，指导并帮助老年人正确处理面临的困难，通过问题的解决证实老年人的能力与价值，增强战胜疾病的信心。

实训过程

● 实训情境

神经内科病房内，护理人员巡视病房，发现 20 床张爷爷右侧髋部皮肤轻微发红，经了解，张爷爷最近一直喜欢右侧卧位，不愿意翻身。同时，张爷爷已经三天没有大便，现在感觉有便意，但是排便比较费力，家属在旁鼓励老爷爷用力排便。

- **实训流程及评分标准**

项目	实训流程	分值	得分
实训内容	1. 评估易发生压疮的部位皮肤情况	3	
	2. 对于发红部位，在骨隆突处给予贴膜保护	3	
	3. 向老年人及家属宣教翻身的重要性	8	
	4. 协助老年人向左侧翻身，翻身过程中避免拖、拉、拽等动作，注重调动老年人主动性，指导其正确配合，向家属讲解演示翻身要点	15	
	5. 摆放健侧良肢位，正确使用床栏	10	
	6. 保持皮肤清洁、干燥，及时更换污染的被服，保持床单位整洁	15	
	7. 评估老年人便秘情况，如有无腹胀、进食、活动、排便频次等	3	
	8. 告知老年人切不可用力排便，以免引起颅内压升高	5	
	9. 正确使用开塞露，并教会老年人及家属使用方法	15	
	10. 向老年人做好预防便秘的知识宣教	15	
整体质量	1. 操作规范、动作熟练	2	
	2. 沟通有效，态度和蔼	3	
	3. 工作安排合理有效，小组协作有力	3	
总分		100	

- **SP 互动建议**

模拟老年人按照任务案例还原场景，配合完成上述实训内容，可在实训过程中进行以下互动：

互动时机	互动模拟要点
护理人员提出要检查皮肤情况	老年人表示难为情
护理人员提出要勤翻身	老年人表示向左侧躺着不舒服
护理人员翻身时有拉扯动作可能引起老年人不适	老年人呻吟表示不适
护理人员提出要更换床单	老年人表示自己不能下床不想麻烦护理人员
护理人员指导家属使用开塞露	老年人和家属担心开塞露用得多了便秘加重

- **沟通示例**

1. 向老年人及家属宣教翻身的重要性　"爷爷，我看您一直喜欢向右侧躺，现在这边的皮肤已经有点发红了，这是压疮的早期表现，如果再不注意，加重了就麻烦了！我现在给你做一些清洁和保护。但是经常翻身才是预防压疮最有效的方法，建议您每隔一小时就要变换一次姿势，这样可以避免皮肤长时间受压，您这边发红的皮肤过两天就会改善的。阿姨，我现在就给爷爷翻身，您可以看一下，您回家之后就可以自己做了。"

2. 向老年人及家属做好预防便秘的知识宣教　"爷爷、奶奶，虽然我们刚才用开塞露缓解了便秘的情况，但是重在预防。下面我就给您讲几点预防便秘的方法。第一要在饮食上调整，多吃粗纤维的水果、蔬菜，比如菠菜、芹菜、香蕉、火龙果等，鉴于爷爷现在吞咽功能不好，我们可以把这些蔬菜和水果打成泥状；第二要多喝水，可以软化粪便，促进粪便排出；第三，在腹部做顺时针按摩，就像这样，可以促进肠蠕动，解除便秘；最后，要给您强调一点，如果您觉得排便有困难，一定不要过度用力，因为这有可能再次引发出血，加重您现在的病情，如果不舒服要及时通知我们，我们会帮您的。"

- ● **重点环节操作流程及规范**

协助偏瘫老年人翻身

准备	环境：室温调节至 20～24℃，安静、整洁、安全、舒适	
	用物：枕头（视老年人情况而定），翻身卡等	
	护理人员：着装整洁、洗手、戴口罩	
	老年人：评估老年人的病情、意识状态、功能障碍情况，评估老年人及家属的心理状态与配合程度，向老年人及家属解释操作目的、方法、注意事项及配合要点	
操作流程及规范	携用物至床旁，核对老年人	
	询问老年人是否舒适，被子是否太重，体位是否安全、稳固，查看床单位周围的安全状况	
	主动向患侧翻身	老年人仰卧位，双侧髋、膝关节屈曲
		Bobath 握手，伸肘，肩上举约 90°
		健侧上肢带动患侧上肢先摆向健侧，再反方向摆向患侧，借助摆动的惯性使身体翻向患侧
	主动向健侧翻身	老年人仰卧位，健足置于患足下方
		Bobath 握手，伸肘，肩上举约 90°
		向左、右两侧摆动，利用躯干旋转和上肢摆动的惯性向健侧翻身
	被动向健侧翻身	旋转上半部躯干，再旋转下半部躯干
		护理人员一手置于老年人颈部下方，一手置于患侧肩胛骨周围，将老年人头部及上半部躯干转为健侧卧位
		一手置于患侧骨盆将其转向前方
		另一手置于患侧膝关节后方，将患侧下肢旋转并摆放于自然半屈位
	被动向患侧翻身	帮助老年人将患侧上肢外展置于 90°
		护理人员一手置于老年人颈部下方，一手置于患侧肩胛骨周围，将老年人头部及上半部躯干转为健侧卧位
		一手置于患侧骨盆将其转向前方，另一手置于患侧膝关节后方，将患侧下肢旋转并摆放于自然半屈位
	安好床栏，告知老年人及家属注意事项	
	再次查对老年人，签翻身卡，置翻身卡于床尾	
	整理用物，洗手，记录老年人体位于护理记录单	
整体评价	关爱老年人，护患沟通有效	
	动作轻柔准确，床单位整洁，老年人舒适，肢体保持良肢位	
	用物齐备，处理规范	

为卧床老年人更换床单

准备	环境：安静、整洁、安全、舒适，调节室温 20～24℃，室内无人进餐或做治疗
	用物：手消毒液、带污物袋的双层护理车，按操作前后顺序准备大单、中单、枕套各 1 条，床刷及一次性床刷套等
	护理人员：仪表端庄，着装整洁，洗手，戴口罩
	老年人：了解老年人病情（意识状态、各种管道、伤口、肢体活动情况、自理能力），老年人是否正在进食、治疗，是否需要大小便等，解释操作目的，取得老年人配合
操作流程及规范	携用物至老年人床旁，核对老年人床号、姓名，获得准确回答后，核对床头卡（腕带），根据气候情况酌情关好门窗，调节室温，拉好床帘保护老年人隐私
	指导老年人配合，移动床旁桌、椅方便操作
	松被尾，移枕侧卧，观察老年人背部受压情况及反应
	安排妥当各种引流管及治疗措施（如有引流管及其他治疗措施时，应先从没有的一侧开始更换）
	松开近侧大单及中单，中单卷至老年人身下
	扫橡胶中单（从床头扫到床尾，过中线，床扫放在床褥下，将橡胶中单搭在老年人身上，或将一次性中单卷至老年人身下），将大单卷至老年人身下，扫床褥（从床头到床尾分两到三节扫床褥过中线），床扫放对侧床尾
	取清洁大单，对齐中线，将远侧半边向内卷至老年人身下，再将近侧半边铺好拉平（近侧床头、床尾、床中间）
	将橡胶中单（或换上干净的一次性中单）拉下铺平，铺清洁中单，协助老年人翻身平卧
	转至对侧，移枕头，协助老年人侧卧，检查皮肤
	扫橡胶中单后搭在老年人身上（从床头扫到床尾，过中线，床扫放在床垫下），将各层污单卷出，置于污物袋或治疗车下层。扫床褥（从床头到床尾分两到三节扫床褥，过中线），床扫放治疗车下层，将老年人身下清洁大单、橡胶中单（或干净的一次性中单）、清洁中单逐层拉出铺好
	移枕，协助老年人平卧
	换枕套：托住老年人头颈部，将枕头撤出；取下枕套置于污物袋，套好枕套，四角充实；一手托住头部，一手将枕头置于老年人头下
	整理近侧盖被，协助老年人取舒适体位；转至对侧整理盖被，在床尾将被尾反折
	将床旁桌椅搬回原处
	询问老年人对操作的感受，向老年人致谢
	洗手、记录
整体评价	按消毒技术规范要求分类整理使用后物品
	正确指导老年人
	言语通俗易懂，态度和蔼，沟通有效
	全过程动作熟练、规范，符合操作原则

简易通便法

准备	环境：通风良好，温度适宜，屏风遮挡		
	用物：开塞露、甘油栓、肥皂栓、手套、温水、按摩油等		
	护理人员：着装整洁、洗手、戴口罩		
	老年人：评估老年人的病情、意识状态、功能障碍情况，评估老年人及家属的心理状态与配合程度，向老年人及家属解释操作目的、方法、注意事项及配合要点		
操作流程及规范	开塞露通便法	选取合适用量的开塞露：成人 20ml，小儿 10ml	
		将顶端剪去	
		先挤出药液少许起润滑作用	
		轻轻插入肛门，将药液全部挤入	
		拔除开塞露，用卫生纸清洁肛周	
		嘱老年人忍耐 5～10min，以刺激肠蠕动，软化粪便，达到通便目的	
	甘油栓通便法	将甘油栓取出，操作者戴手套或手垫纱布，捏住栓剂较粗的一端，将尖端插入肛门内 6～7cm	
		用纱布抵住肛门口轻揉数分钟，利用机械刺激和润滑作用而达到通便目的	
	肥皂栓通便法	将普通肥皂削成底部直径 1cm，长 3～4cm 圆锥形	
		蘸热水后插入肛门（方法同甘油栓通便法），由于肥皂的化学性和机械性刺激作用引起自动排便	
	按摩	用右手示、中、无名指深深按在腹部	
		自右下腹盲肠部开始，沿结肠蠕动方向，即由升结肠、横结肠、降结肠、乙状结肠进行推压，如此反复按摩	
		在乙状结肠部，由近心端向远心端作环状按摩	
整体评价	操作过程动作轻柔		
	指导语言清晰可理解		
	语气温和，关爱老年人		

床上活动指导

准备	环境：安静、整洁、安全、舒适，温度适宜		
	护理人员：洗手，戴口罩，仪表端庄、服装整洁		
	老年人：告知老年人及家属床上活动的重要性，原则及注意事项，嘱家属在旁观看和学习		
操作流程及规范	被动运动训练	肩关节运动：一手托住老年人上肢肘部，另一手将老年人上臂外展，复原，再向前做上举动作，再复原	
		肘关节运动：一手托住老年人前臂，使其掌心向上，另一手托住肘关节，抬起前臂向上臂靠拢，做屈曲、伸展动作	
		腕关节运动：一手握住老年人手掌，另一手握在前臂远端固定，帮助老年人做手腕屈伸运动	

续表

操作流程及规范	被动运动训练	踝关节运动：一手将小腿固定于床面，保持膝关节伸直位，另一手握住老年人脚跟、前臂紧靠脚掌，前臂用力稳住身子稍微倾斜使踝做背伸、趾屈运动
		髋膝关节运动：一手托住小腿，一手扶住膝外部，向心性用力做髋、膝关节的屈曲运动，然后离心性用力做髋、膝关节伸展运动
		髋关节外展运动：一手握住小腿，另一手从内侧托住膝关节，均匀向外用力做髋关节外展 30°～45°，然后返回
	主动运动训练	根据老年人情况选择进行单关节或多关节、单方向或多方向的运动
		用清晰明了的话语指导老年人自行完成所需的关节活动，必要时给予协助
	桥式训练	双侧桥式运动：老年人取仰卧位，上肢置于体侧，双腿屈曲，足踏床，将臀部主动抬起，并保持骨盆呈水平位，维持片刻后缓慢放下
		单侧桥式运动：如老年人完成双桥较容易，可使其仅患腿屈曲，足踏床抬臀，做单侧桥式运动
整体评价		动作宜平稳缓慢，尽可能达到较大幅度
		被动运动的肢体应充分放松，置于舒适的位置，被动运动的关节被予以充分支持
		被动运动保护老年人安全，避免做冲击性动作
		活动时以无关节及肌肉疼痛为宜。当关节出现粘连的可能时，不得继续进行主／被动运动

实训 7-4

为脑出血卧床期的老年人做清洁护理

📋 工作任务

你是神经外科病房的护理人员。

郑奶奶有高血压病史 10 年，血压一直控制不理想，10 天前突发右侧肢体无力、呕吐，家人紧急送往急诊，诊断为左侧基底节区脑出血。经对症治疗，现神志清楚，存在运动性失语，右上肢肌力 0 级，右下肢肌力 2 级，小便潴留，持续留置导尿。

郑奶奶平时很爱干净，但这次生病后一直卧床未起，最近病情平稳，她很想洗澡，请你和你的团队帮助郑奶奶做好个人清洁工作。

📖 知识准备

为脑出血卧床期的老年人做清洁护理知识点如图所示。

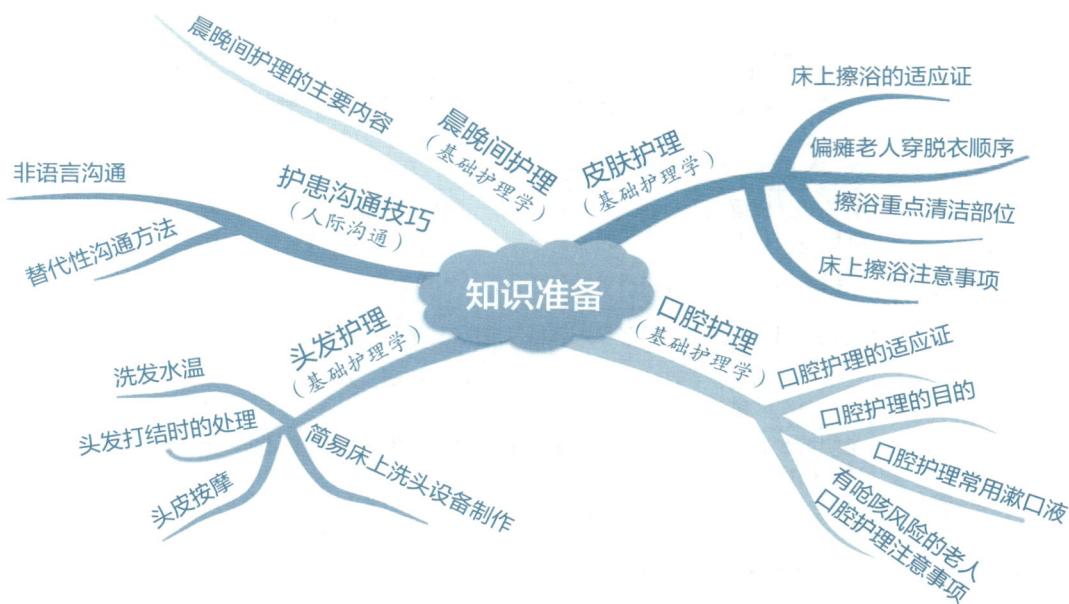

思维导图（知识准备）：

- 知识准备
  - 晨晚间护理（基础护理学）
    - 晨晚间护理的主要内容
  - 护患沟通技巧（人际沟通）
    - 非语言沟通
    - 替代性沟通方法
  - 头发护理（基础护理学）
    - 洗发水温
    - 头发打结时的处理
    - 头皮按摩
    - 简易床上洗头设备制作
  - 皮肤护理（基础护理学）
    - 床上擦浴的适应证
    - 偏瘫老人穿脱衣顺序
    - 擦浴重点清洁部位
    - 床上擦浴注意事项
  - 口腔护理（基础护理学）
    - 口腔护理的适应证
    - 口腔护理的目的
    - 口腔护理常用漱口液
    - 有呛咳风险的老人口腔护理注意事项

技能准备

本次实训任务中，可能用到的护理操作有偏瘫患者床上翻身、床单元整理、床上擦浴、口腔护理、床上洗头、修剪指趾甲等。

心理准备

本次实训任务中，老年人发病突然，且带来了严重的功能障碍，导致自理能力丧失，加之老年人生性好强，不喜麻烦别人，会导致情绪低落、抑郁等心理问题。护理人员在老年人病情渐趋平稳时更需关注其心理状况，并了解家庭支持情况。给老年人提供有关疾病治疗及预后的相关知识；鼓励老年人正确对待疾病，消除焦虑、恐惧心理及悲观情绪，关心、尊重老年人，多与老年人交谈，鼓励老年人表达自己的感受；避免任何刺激和伤害老年人自尊的言行。

实训过程

● 实训情境

神经内科病房内，护理人员巡视病房，郑奶奶家属说老年人非常想洗澡，问最近可不可以扶老年人去洗澡。护理人员评估老年人身体，发现其右侧肌力为 0 级，尚不能维持身体平衡，于是决定为老年人进行床上擦浴和床上洗头，并做相应清洁护理工作。

● 实训流程及评分标准

项目	实训流程	分值	得分
实训内容	1. 护理人员巡视病房，了解老年人情况，利用卡片、手势、纸笔等简单恰当的交流方式	10	
	2. 为老年人进行口腔护理	10	
	3. 采取床上洗头车或自制洗头设备为老年人进行床上洗头	20	
	4. 为老年人床上擦浴	25	
	5. 更换尿袋，观察尿液颜色、量、形状等。准确记录24小时出入量	15	
	6. 擦洗会阴	10	
整体质量	1. 工作过程中保护老年人安全	3	
	2. 能采取恰当的方式和言语障碍老年人沟通	2	
	3. 时刻关注老年人感受，能做到尊重、关爱老年人	3	
	4. 护理工作安排合理恰当，团队协作有力	2	
总分		100	

● SP 互动建议

模拟老年人按照任务案例还原场景，配合完成上述实训内容，可在实训过程中进行以下互动：

互动时机	互动模拟要点
护理人员尝试和老年人沟通	表现出构音不清，不想沟通
护理人员为老年人做口腔护理时，口腔内有水	用手势表示自己口腔内有水
护理人员提出要为老年人洗头	表示自己不方便下床，担心洗不了
护理人员为老年人擦洗身体有暴露	表示难为情
护士提出要为老年人清洗会阴	表示不想麻烦别人

● 沟通示例

1. **鼓励老年人进行言语练习** "奶奶，我发现您和我说话时喜欢摇头和点头呀，是觉得自己现在说话不清楚吗？其实这样反而不利于您的康复，下次我问您问题，您可以试着说'是'和'不是'，如果有其他需要，您也尽量说出来，比如想喝水的话说'水'，想上厕所可以说'便'。只有不断地练习，您说话才会越来越清楚，不要担心自己发音的问题，我可以听懂，而且我们康复治疗师也会帮助您纠正和练习的！"

2. **说服老年人进行床上擦浴** "奶奶，您现在这边肢体的肌力还没有恢复，去洗澡我担心您滑倒。不过您放心，现在我就打一些热水，帮您进行床上擦浴。擦洗后您会觉得很舒服的，而且也会促进皮肤血液循环，预防压疮和皮肤疾病。您放心，擦的时候我会把隔帘拉上，也会给您做好保暖。您只需要按我说的配合我就可以了！"

● 重点环节操作流程及规范

床上洗头

准备	环境：调节室温 22～25℃
	用物：洗头车（水温 40～42℃）、橡胶单、大毛巾、小毛巾、纱布、棉球、别针、洗发液、治疗碗、弯盘、梳子、电吹风、病员服等
	护理人员：着装整洁，洗手，戴口罩
	老年人：评估老年人病情、自理能力、头发情况
操作流程及规范	备齐用物，携至床旁，问候患者
	向患者解释操作目的和配合方法，取得合作。询问大小便情况，酌情关闭门窗
	检查并接通电源，查看水温（40～42℃）是否合适，拔下电源插头，收好电源线
	根据患者病情选择合适的助手（0～2人），妥善固定各种管路并保证通畅，危重患者注意观察病情，保证患者安全
	根据环境实际情况，移开床旁桌椅，松开病床脚刹，将床向外拉出，固定好病床脚刹，去掉床头，拉起床栏
	协助患者取平卧位，将衣领松开向内折，将毛巾围于颈下，用夹子固定
	在床头铺一次性中单，将背托架放于患者背部，洗头盆套在背托架上，颈部靠于洗头盆凹口处（侧洗时可躺在床沿上），整理排水管路，保持通畅
	用棉球塞住双耳孔道，嘱患者闭上眼睛（昏迷患者用纱布盖上双眼）
	戴一次性套袖（必要时戴手套），按下控制面板上的喷淋按钮，用温水冲洗头发
	均匀涂上洗发液，由发际至脑后部反复揉搓，同时用指腹轻轻地按摩头皮，按摩 3～5min
	用温水边冲边揉搓，直至头发洗净
	在洗发过程中，注意询问患者感受，保护伤口和各种管路，并观察面色、脉搏、呼吸，如有异常立即停止
	洗头完毕，用另一干毛巾包住头发，取下耳内棉球（纱布），松开颈部毛巾，擦干面部，擦干或吹干头发，梳理整齐
	撤去一次性中单，根据情况更换病员服及床单，整理床单位，协助患者取舒适卧位
	整理用物并做好记录
整体评价	操作规范、熟练，患者感觉舒适
	与患者沟通有效
	操作中体现同理心、关爱病人
	在规定时间内完成操作

床上擦浴

准备	环境：病室整洁、光线适宜，关闭门窗，调节室温（22～26℃），拉上围帘或用屏风遮挡
	用物：①治疗车上层：治疗盘内备：浴巾2条、毛巾3条、浴液（或香皂）、剪指刀、梳子、50% 乙醇、护肤用品；治疗盘外备：水桶2个（一桶盛 50～52℃热水，另一桶盛污水）、清洁衣裤和被服、手消毒液、脸盆2个。②治疗车下层：便盆及便盆巾、生活垃圾桶、医用垃圾桶等
	护理人员：衣帽整洁、洗手、戴口罩
	老年人：评估老年人病情、心理反应、合作程度，全身皮肤情况，个人沐浴习惯及自理能力

操作流程及规范		携用物至老年人床旁，核对床号、姓名、腕带
		解释床上擦浴的目的、方法和注意事项，取得老年人配合
	安置体位	根据病情放平床头及床尾支架，放下床栏，按需要给予便盆
		协助老年人移到床边靠近护理人员一侧，取舒适卧位
		将脸盆放于床旁桌上，倒入热水至2/3满，调节水温（50～52℃）
	擦洗面颈部	将毛巾浸湿后拧干，叠成手套状包于护理人员手上
		擦洗眼部：由内眦擦向外眦，擦洗一侧眼部，使用毛巾不同部位擦洗另一侧
		擦洗脸、鼻、颈部：按顺序擦洗一侧前额、颊部、鼻翼、人中、下颌、耳后、颈部。同样顺序擦洗另一侧
	擦洗上肢和手	为老年人脱去上衣（先脱近侧，后脱远侧；若有外伤，先脱健侧，后脱患侧），用盖被遮盖，露出一侧上肢，将浴巾铺在下面
		先将毛巾涂上浴液，由远心端向近心端擦洗，直至腋窝，再用湿毛巾擦干净浴液，用浴巾擦干，同法擦洗另一侧
		将浴巾放于床边，置脸盆于浴巾上，协助老年人将双手置于脸盆中，洗净并擦干
	擦洗胸腹	将浴巾盖于老年人胸部，将盖被向下翻折至脐部。一手掀起浴巾一边，擦洗胸部并擦干（注意女性乳房皱褶下的清洁）
		一手掀起浴巾一边，以脐部为中心，顺结肠走向擦洗腹部，擦干腹部（注意脐部清洁）
	擦洗背部	协助老年人翻身侧卧，背向护理人员，浴巾铺于身下
		依次擦洗颈部、背部至臀部并擦干（必要时用50%乙醇按摩受压部位）
		协助老年人更换清洁上衣，先穿对侧，后穿近侧；如有外伤先穿患侧，后穿健侧
	擦洗下肢	换水测温，协助老年人平卧，脱裤
		将浴巾铺于近侧腿部下面，依次擦洗小腿、大腿及髋部；同法擦洗另一侧
	浸泡双足	协助老年人双腿屈膝，将浴巾铺于脚下，盆放在浴巾上
		将双脚置于盆内，浸泡后清洗足部及趾部，取走盆，双脚置于浴巾上擦干，根据情况修剪趾甲
	清洗会阴	换水、盆和毛巾，将浴巾置于老年人臀下，协助老年人清洗会阴部。不能自行清洗者，由护理人员完成
	整理记录	协助老年人更换清洁裤子，根据需要修剪指甲，梳头
		整理床单位，清理用物
		洗手，记录
整体评价		动作敏捷轻柔，遵循节力原则，减少体力消耗
		擦洗过程注意保暖，保护老年人安全
		减少翻动次数和暴露老年人，保护老年人隐私
		操作中注意观察病情，如出现寒战、面色苍白、脉速等征象，应立即停止擦浴，给予适当处理
		操作中注意保护伤口和管路，避免伤口受压、管路脱出、弯折或扭曲

实训 7-5

帮助脑卒中老年人做康复训练

⊡ 工作任务

你是某社区医院的护理人员。

赵爷爷一个月前突发脑血栓，经住院治疗病情平稳后出院，现每天来社区医院做康复治疗。右侧肢体活动不良，以卧床为主，但是在协助下能坐立。说话时构音不清，喝水时有呛咳。手部精细动作较差，右手不能灵活使用筷子。

请你指导赵爷爷完成步行训练、手功能训练及吞咽功能训练等项目。

📖 知识准备

帮助脑卒中老年人做康复训练知识点如图所示。

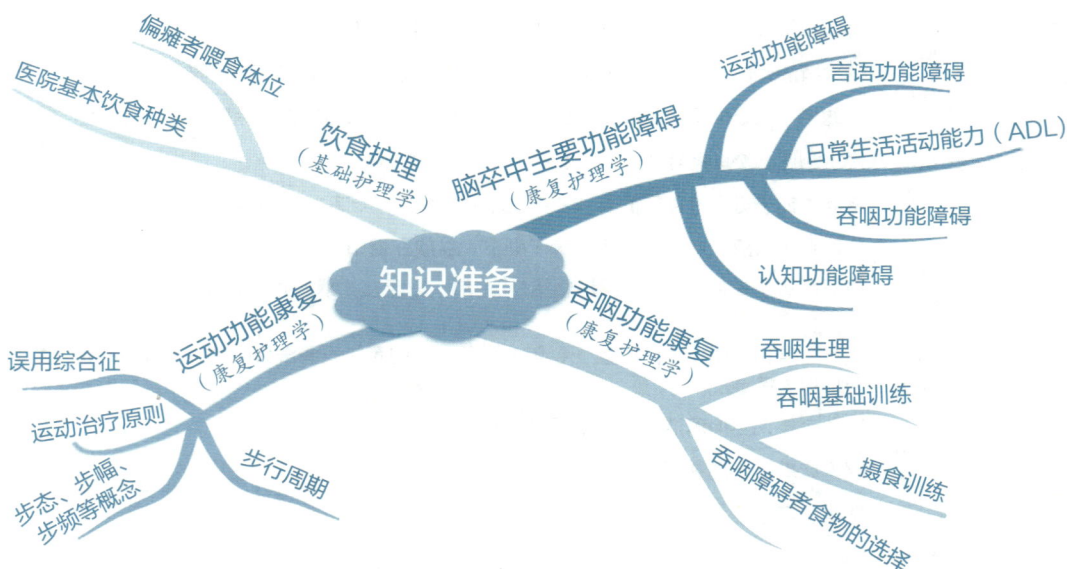

⊹ 技能准备

本次实训任务中，可能用到的护理操作有老年人运动功能评估、吞咽功能评估、语言功能评估、老年人沟通技巧、偏瘫行走训练、精细动作训练、吞咽功能训练、摄食训练等。

心理准备

处于康复期的脑卒中老年人常常会因为治疗周期长，康复效果差，产生挫败感，在康复的平台期参与积极性差。护理人员要对老年人和家属进行正确的心理指导，对于理解能力较好的讲清康复的原理和过程，共同参与制定康复护理计划及目标，激发老年人主动训练的积极性。护理人员作为康复训练的指导者与监督者，通过恰当的治疗性沟通技巧，与老年人建立良好的护患关系，取得老年人及家属的信任，使其积极配合康复护理工作的开展。

实训过程

● 实训情境

社区康复治疗室内，赵爷爷老伴用轮椅推着前来做康复治疗，赵爷爷右侧肢体活动不良，言语不清，但能听懂护理人员语言，老年人及家属期待康复治疗效果，对康复治疗表现出较高的积极性。

● 实训流程及评分标准

项目	实训流程	分值	得分
实训内容	1. 热情接待老年人及家属	3	
	2. 评估老年人近期康复效果	6	
	3. 向老年人介绍今日训练计划，鼓励老年人积极参加训练	8	
	4. 指导老年人从轮椅中站起	10	
	5. 协助老年人做步行训练	15	
	6. 和老年人一起剥豆子（或系纽扣、折纸等游戏），训练手指精细动作	15	
	7. 指导老年人做吞咽功能的基础训练	15	
	8. 协助老年人进行进餐训练	10	
	9. 评估老年人训练效果，填写相应文件记录	5	
	10. 向老年人及家属礼貌告别	3	
整体质量	1. 操作规范、动作熟练	3	
	2. 沟通有效，态度和蔼	4	
	3. 工作安排合理有效	3	
总分		100	

• SP 互动建议

模拟老年人按照任务案例还原场景，配合完成上述实训内容，可在实训过程中进行以下互动：

互动时机	互动模拟要点
护理人员对近期康复效果做出肯定	老年人表示想加大训练强度
护理人员协助老年人进行步行训练	老年人表示自己已经学会了，并展示给护理人员看（表现出膝过伸等异常步态）
护理人员和老年人一起做精细动作训练一段时间后	老年人表现出对游戏不感兴趣，训练不专心
护理人员协助老年人进餐	老年人提出想用健侧手进餐

• 沟通示例

1. 鼓励老年人用患侧手进餐 "爷爷，您现在吃饭喜欢用健侧的手是吗？是因为患侧的手拿餐具拿不稳吗？其实这样是不利于您的康复的，俗话说，'用进废退'，如果您一直不用患手，手功能就得不到很好的锻炼，那咱们刚刚做的各种康复训练就事倍功半了！您看，这里有一个帮助您将餐具固定在手上的套子，我给您戴上，我帮助您用患侧手吃饭，您不要着急，慢慢来，经过一段时间的练习，手功能会有很大程度的恢复的！"

2. 劝说老年人执行康复计划 "爷爷，最近训练效果确实挺不错的，真为您感到高兴。您想早点自己走路，这种急切的心情我非常理解，但咱们训练过程是一个循序渐进的过程，治疗师给您的训练计划都是有科学根据的，如果咱们过早地开始行走训练，肌力、平衡性这些都没有跟上，很容易出现异常姿势，一旦形成这种误用，后面纠正起来就难了，所以咱们还是慢慢来，不要着急，好吗？"

• 重点项目操作流程及规范

偏瘫步行训练

准备		环境：清洁、宽敞，地面平坦、防滑
		用物：训练用双杠、台阶、护腰带等
		护理人员：着装整齐，洗净双手
		老年人：着宽松服装、轻便鞋子，解释训练目的、训练方法及预计时间
实训流程及规范	行走训练前准备	站立位平衡练习：老年人上肢垂于体侧，保持立位。嘱其重心逐步移向患侧训练患腿的持重能力，再嘱老年人用手伸向各个方向，并伴随躯干的相应摆动，训练自动动态立位平衡
		患侧腿踏步训练
		患侧腿屈膝、伸髋训练
		患腿负重下健腿前后迈步训练
		双腿交替前后迈步训练
	扶持步行	护理人员站于老年人患侧，一手握住患手，掌心向前；另一手从老年人腋下穿出置于胸前，手背靠在胸前处，与老年人一起缓慢向前步行。训练时，护理人员重心移动应与老年人一致，视老年人步行能力的提高逐渐减少扶持辅助量

续表

实训流程及规范	独立行走	护理人员站于患侧，一手放于患侧腋下，以支持肩胛带向上，另一手握住患手使之保持腕肘伸展位，为避免日后步行中出现膝反张的异常姿势，可使老年人患侧膝关节保持轻度屈曲位。待老年人能安全站立后，嘱其在患腿负重的情况下做健腿向前、向后小幅迈步，熟练后进一步做两腿交替迈步练习
	改善步态训练	步行训练早期常有膝过伸和膝塌陷现象，应进行针对性的膝控制训练。如出现划圈步态，应加强膝屈曲和跖背屈曲训练
	复杂步态训练	高抬腿、走直线、绕圈走、转换方向、各种速度和节律的步行及步行耐力训练，增加下肢力量（如上斜坡），训练步行稳定性（如在窄步道上步行）和协调性（如踏固定自行车）
	上下楼梯训练	上楼梯：老年人健手扶栏杆，护理人员站于老年人患侧后方，一手协助控制患侧膝关节，另一手扶持健侧腰部，帮助老年人将重心转移至患侧，健足先上第一个台阶。当健侧下肢在高一层台阶上支撑时，重心充分前移于健侧下肢，护理人员一手固定老年人腰部，另一手协助患足抬起，髋膝关节屈曲，将患足置于高一层台阶。老年人健足上台阶时，护理人员固定腰部的手不动，另一手上移至患侧大腿向下压，并向前拉膝部至足的前方
		下楼梯：老年人健手扶栏杆，护理人员站于患侧，患足先下第一层台阶，护理人员一手置于患膝上方，稍向外展方向引导，协助完成膝关节的屈曲及迈步，另一手置于健侧骨盆处，用前臂保护患侧腰部，并将其身体重心向前方移动。健足下第二个台阶时，护理人员位于患侧的手保持原位，另一手继续将骨盆向前推移
整体评价		训练过程中保护老年人安全
		指导语言清晰，语气温和
		不断鼓励老年人，增强其康复的信心

注：此表仅用于实训演练，实际康复过程视老年人情况选择合适训练方式，并循序渐进分阶段训练。

吞咽功能训练

准备		环境：安静、整洁、安全，无异味，温湿度适宜
		用物：水杯，水，秒表，压舌板，手电筒，手套，棉签，冰块等
		护理人员：着装整齐，洗净双手
		老年人：神志清楚，愿意配合
操作流程及规范	口腔周围肌肉的运动训练	唇运动：包括闭唇、噘嘴和唇角上抬。老年人紧闭唇，护理人员将示指与中指分别压于上下唇，用力分开双唇，促进闭唇力量；老年人用力噘嘴，护理人员用食指置于唇角向外拉，给予阻力；老年人微笑，护理人员将中指置于口角，抵抗唇角上抬。为促进唇角上抬，可用冰块沿口角向面颊进行快速轻擦
		颌运动：包括张颌和闭颌。老年人张嘴时，护理人员手置于老年人下颌下，向上推，抵抗下颌的向下力量；闭颌时，老年人用力咬合，护理人员向下拉下颌，施加反向力
		舌运动：包括伸出、侧伸、舌尖舌根抬高。老年人尽可能地向外伸舌，护理人员用压舌板或勺子在舌中部快速向内压，给予阻力；老年人舌侧伸或在口内将两侧面颊顶起，护理人员用压舌板给予阻力；舌尖做顺时针或逆时针清扫牙齿动作；为有助于舌根部抬高，老年人可发"k"音
	咳嗽训练	老年人反复咳嗽，清嗓子，促进喉部闭锁的效果
	构音训练	老年人张口发"a"音，再发"yi""wu"音，每次每音发5次。亦可缩唇后发"hu"音，像吹蜡烛、吹哨动作；发"你、我、他"简单音；鼓励大声唱熟悉的歌曲，通过张闭口动作，声门开闭促进口唇肌肉运动和声门的闭锁功能
	屏气–发声运动	老年人坐于椅上，双手支撑椅面做推压运动，屏气，突然松手，大声用力发"t"音。亦可改为推墙。护理人员面对老年人，将双手置于其双肩，老年人发声时推动身体向前，抵住护理人员双手，此运动可训练声门闭锁功能、强化软腭肌力，有助于除去咽部残留的食物

续表

操作流程及规范	屏气吞咽	用鼻深吸一口气后完全屏住呼吸，做吞咽动作，吞咽后立即咳嗽
	咽部冷刺激与空吞咽训练	用冰冻棉棒轻刺激软腭、舌根及咽后壁，嘱老年人做空吞咽动作，3次/天，每次10min
整体评价	训练过程中保护老年人安全	
	指导语言清晰，语气温和	
	不断鼓励老年人，增强其康复的信心	

注：此表仅用于实训演练，实际康复过程视老年人情况选择合适训练方式，并循序渐进分阶段训练。

应用与拓展

案例分析

1. 赵某，女，68岁。发作性跌倒2天。2天前老年人于晾晒衣服时突发双下肢无力，跌倒在地，但很快自行站起，无意识障碍。2天内症状反复发作，多与转动头部和仰头有关。

（1）考虑老年人发生了什么情况？为什么？病史询问还应收集哪些方面的资料？

（2）老年人情况严重吗？作为接诊护理人员，您会给老年人什么建议？为什么？

2. 洪某，男，70岁。身高173cm，体重78kg。1h前起床时感右侧肢体无力和言语不清，伴头晕，无头痛。既往有"高血压"病史21年，"糖尿病"病史13年。身体评估：体温36℃，脉搏80次/min，呼吸18次/min，血压160/95mmHg。神志清晰，表情焦虑，运动性失语，右上肢肌力2级，右下肢肌力3级，Babinski征（+）。

（1）考虑老年人可能为何种疾病？重点应与哪种疾病进行鉴别？如何鉴别？

（2）老年人存在哪些与疾病相关的危险因素？如何对老年人的日常生活行为进行指导？有何意义？

（3）老年人目前存在的主要护理问题有哪些？如何对老年人进行肢体和语言功能的康复训练？

课后实践

1. 以小组为单位，绘制脑卒中预防宣传海报，在社区开展预防脑卒中的海报宣传活动。

2. 在养老院及护理院为偏瘫老年人提供生活护理服务、健康指导。

（张丽霞 卢玉彬 郑 捷 鲁兴梅 徐明丽）

失智老年人的护理

失智症（dementia），又称痴呆症、脑退化症，是因脑部伤害或疾病导致的渐进性认知功能退化性表现。年龄是失智症最主要的危险因子，并随着年龄增长患病率成倍增加。

失智症主要包括四类：①退化性失智（或老年人失智症），如阿尔茨海默病等，是失智症最常见的类型，属进行性、不可逆的退化；典型起始症状为记忆障碍。病人会遗忘刚刚发生的事（短期记忆差），而较久以前的记忆（长期记忆）则相对在发病初期不受影响；②血管性失智，由脑卒中或慢性脑血管病变等引发；③混合性失智，是指退化性失智及血管性失智前后发生或交替发生；④其他，如帕金森病、酒精依赖、外伤等引起的失智。

失智症影响语言能力、理解力、运动能力、短期记忆、辨认日常用品的能力、反应时间、个性、执行能力和解题能力等；常有妄想（阿尔茨海默病有 15%～56%）；症状还包括人格或行为的改变。老年人也可能因其他药物、手术、感染、睡眠不足、饮食不正常、脱水、换住处或个人危机出现智能改变的症状。大部分失智症患者可能会有精神错乱症状，错乱症状可能由密切照顾、改进居住环境与饮食获得缓解；精神科药物也能协助稳定情绪、减少幻觉妄想或者控制冲动。但目前药物尚不能减缓脑部的退化。

根据流行病学研究，65 岁以上的人有 5% 有失智症，85 岁以上则增加到 20%。据世界卫生组织预测，到 2050 年，失智症人数可达 1 亿人以上。失智症引起的认知退化幅度远高于正常老化进展，是威胁老年人生命健康的第四大疾病，仅次于心血管疾病、癌症和脑卒中。

常用药物有：①胆碱酯酶抑制药，如他克林、多奈哌齐、利斯的明、加兰他敏、石杉碱甲、美曲磷酯等；② M 受体激动药，如占诺美林等；③ N- 甲基 -D- 天冬氨酸受体非竞争性拮抗药，如美金刚；④促大脑功能恢复药，如胞磷胆碱、吡拉西坦、脑蛋白水解物等；⑤脑循环改善药，如双氢麦角碱等；⑥神经细胞生长因子增强药，如丙戊茶碱；⑦钙通道阻滞药，如尼莫地平、氟桂利嗪等。应告知患者及家属按医嘱服药，定期复查。

实训 8-1
为失智老年人提供日常生活照护

📋 工作任务

你是一家医养结合养老机构的照护人员，今日接待了一名老年人，具体情况如下：

孙奶奶，75 岁，丧偶独居，两年前出现明显健忘表现，家人反映孙奶奶近来时常忘记吃饭时间，做饭时经常忘记关火，忘记放调料或者重复放调料，出门忘锁门，不能随着天气变化增减衣物，以前很爱干净，但是现在经常不洗衣服，不洗澡，而且出门遛弯后会忘记回家的路。子女工作较忙，不能时时陪伴，但又不放心老年人独自居住，于是将老年人送入养老机构。

请你正确全面评估老年人情况，为孙奶奶提供日常生活照护。

📖 知识准备

为失智老年人提供日常生活照护知识点如图所示。

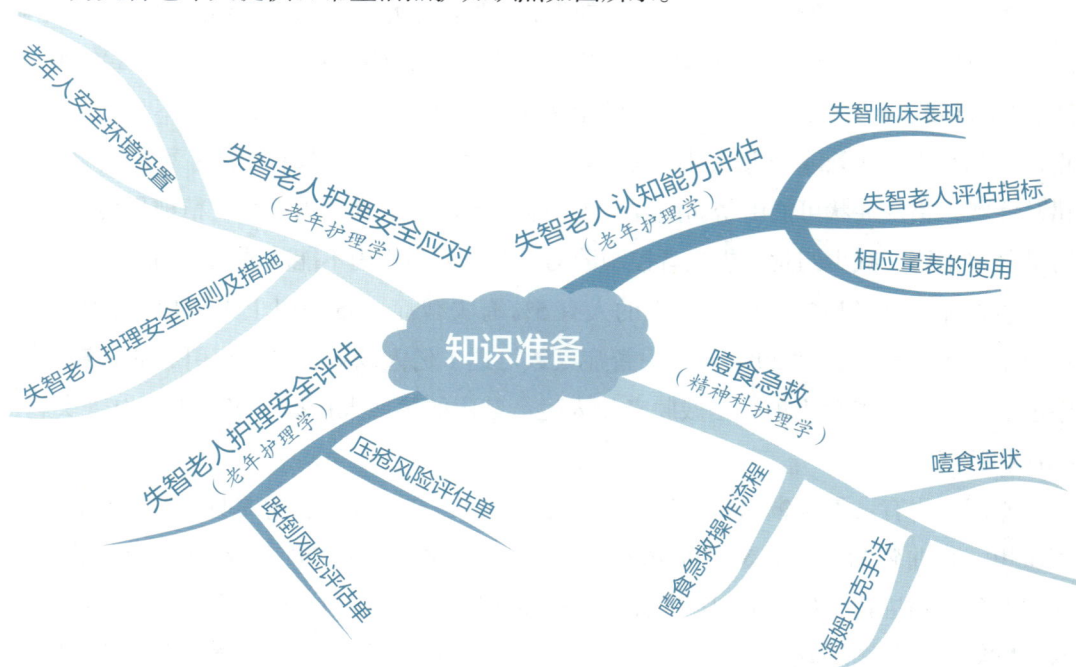

技能准备

本次实训任务中，可能用到的护理操作有失智老年人评估、生命体征测量、护理风险评估、噎食急救操作、中重度失智老年人常见自理问题应对、失智老年人自理支援方案设计、失智老年人护理安全措施、老年人安全环境设置等。

心理准备

本次实训任务中，老年人入住养老机构，面对陌生的环境与人群，会感到孤独、焦虑和无所适从。老年人生活无法完全自理，认知能力减退，情绪异常，可能会有自卑、激动、冷漠、忧郁、幼稚、刻板等表现。照护人员应做好心理准备，用主动热情、耐心细致、包容友爱的态度对待老年人。

实训过程

● 实训情境

失智老年人孙奶奶在家人的陪伴下来到某养老机构，完成入住手续后，家人离开。孙奶奶平日生活自理能力受限，日常生活如饮水、进食、服药、如厕、穿衣、洗澡等常不能自行完成，不善言谈，无法正确表达自己的需求。请做好老年人的日常生活照护，保障老年人安全。

● 实训流程及评分标准

项目	实训流程	分值	得分
实训内容	1. 热情接待老年人，与失智老年人沟通，建立信任关系	10	
	2. 使用日常生活能力量表完成老年人日常生活能力评估	10	
	3. 照顾失智老年人穿衣服	15	
	4. 照顾失智老年人进餐	15	
	5. 进餐过程中发生噎食处理	10	
	6. 照顾失智老年人如厕	15	
	7. 照顾失智老年人洗澡	15	
整体质量	1. 操作规范、动作熟练	2	
	2. 沟通有效，态度和蔼	5	
	3. 工作安排合理有效，小组协作有力	3	
总分		100	

● SP 互动建议

模拟病人按照任务案例还原场景，配合完成上述实训内容，可在实训过程中进行以下互动：

互动时机	互动模拟要点
护理人员进行日常生活能力评估	表现出注意力不集中，不耐烦的状态
护理人员协助穿衣	表现出对所选衣物不满意、拒绝穿衣、扣错扣子、内衣外穿等情况
护理人员协助老年人进餐	表现出忘记吃饭时间，进餐结束不久又要吃饭，吃饭时将食物洒在衣服上和桌子上等情况
进餐时发生噎呛	表现出呼吸困难、不能言语、手部指向喉部等异物卡喉症状
护理人员协助老年人洗澡	表现出抗拒洗澡的态度

● 沟通示例

1. **护理人员劝老年人多喝水**　"奶奶多喝水的好处有很多，因为您有一些便秘，多喝水能很好地缓解便秘，大口大口地喝进去的水可以尽快到达结肠，刺激肠道蠕动，促进排便；及时饮水，可通过促进排尿把体内毒素排出体外；多喝水对您的高血压和动脉硬化也有很多好处。以后早晨起床还有每日三餐之后我们都会提醒您喝水，你记得一次喝完一杯水，咱们养老院还有专门的下午茶时间，您可以选择喜欢的茶水或者果汁等和朋友们一起边聊天边饮水等。我们会记录您每天的饮水量，做得好的话还可以获得'饮水明星'的称号哦。"

2. **护理人员应对拒绝洗澡的老年人**　"孙奶奶，咱们现在去洗澡好吗？不用担心，我就陪在您旁边，如果你洗澡时需要帮助就按这个铃叫我，如果不需要我就在外面等着，我们的浴室很安全的，您就放心吧！"

3. **护理人员指导老年人预防噎食**　"奶奶，咱们吃饭时一定要注意，首先要选择细、碎、软的食物，比如烂面条、粥等，避免坚硬、干燥、固态、黏性强的食物。一次性不要进食过多，尽量少吃多餐。吃饭时采取坐位，上身前倾15°，这样有利于食物通过会厌。一定要细嚼慢咽，不要在吃饭时大笑和说话。吃完饭可以散散步，不要过早平躺。给您一份预防噎食的宣传手册，内容很全面，您可以看看。"

- **重点项目操作流程及规范**

失智老年人评估

准备	环境：环境安静舒适、光线适宜，无人打扰	
	用物：评估量表、记录单、笔、表等	
	护理人员：熟练掌握量表评估的方法，仪表端庄整洁	
	老年人：感觉舒适，做好心理准备	
操作流程及规范	失能评估	使用基本日常生活能力评估量表，对老年人进食、洗澡、穿衣、大小便控制、如厕、平地行走、上下楼梯等基本日常生活能力进行评估
		使用工具性日常生活能力量表，对老年人娱乐休闲、使用交通工具、烹饪、家务维持、使用电话、服用药物等能力进行评估
	失智评估	借助量表如简易智力量表或简易操作智力状态问卷，对老年人知觉（图形认知、时间及空间定向）；记忆（记忆广度、常识记忆、即刻及延迟记忆）；思维（计算、想象、理解）；语言（语句构成、语法、表达流畅性）；执行（空间布局安排、指令操作）等方面进行评估
整体评价	操作规范	
	态度和蔼	
	沟通自然	

照顾失智老年人穿衣

准备	环境：环境安静舒适、光线适宜
	用物：老年人衣物、鞋子等
	护理人员：着装整洁，洗净双手，态度和蔼
	老年人：按照 SP 互动建议模拟失智老年人状态
操作流程及规范	沟通准备：与老年人友好交流，建立良好关系，赢得老年人信任，做好穿衣准备
	选择衣物：选择与季节相适应、舒适、简单及穿脱方便的衣物
	简化老年人对衣物的选择，提供二选一方案
	老年人不知道穿衣顺序时，每次只递给老年人一件衣服，并给出明确的口头指导
	老年人穿衣动作较慢时，不能替代老年人完成，要有耐心地等待和指导
	老年人扣错纽扣时，在一旁温和提示，并指导其正确扣好第一颗纽扣
	必要时，护理人员可以一边示范穿衣动作，一边指导老年人穿衣
	选择舒适、结实、防滑的鞋子
	如果老年人喜欢某件衣服，坚持不更换，可置办相同或相似的衣服来安抚老年人情绪，同时保证衣物清洁
	如果老年人强烈拒绝穿衣，不可强迫，可暂停操作，稍后再尝试
	老年人穿好衣服后，护理人员要真心赞美和鼓励老年人，并与老年人进行愉快地交流
	整理和记录
整体评价	操作规范
	态度和蔼
	沟通自然

照顾失智老年人进餐

准备		环境：环境安静舒适、光线适宜、无异味
		用物：适老餐具、适老食物等
		护理人员：着装整洁，洗净双手，态度和蔼
		老年人：按照 SP 互动建议模拟失智老年人状态
操作流程及规范	营造良好就餐环境	安排老年人在相对固定的时间、地点及餐桌位置上用餐
		调整室内光线，营造明亮的就餐环境，让老年人能看清食物
		餐桌布置要简单，只放餐具，不要放置花瓶、装饰品、调味品等多余的物品，选择纯色桌布
		确保餐椅稳固，调整合适高度，安置合适的就餐姿势
		关闭电视、音响、收音机等，避免交谈，让老年人能专注就餐
	选择合适的食物	根据老年人饮食喜好选择可口食物
		确保食物便于咀嚼和吞咽，必要时把食物切成小块，或烹调成软烂形态
		确保食物和水的温度不能太高，以免烫伤
		鼓励老年人多喝水
		老年人进食量过少时，不要强迫进食，可在两餐之间安排茶点，少食多餐
		不要为老年人准备坚果、爆米花等易噎呛的食物，吃鱼时要剔除鱼刺
	准备合适的餐具	选择便于抓握和使用的餐具，必要时可使用餐具手套
		选择与桌面、食物颜色区分度较高的餐具，便于老年人识别
		选择稳定性较好，不易打翻的餐具，或用吸盘等固定餐具
	进餐过程中的护理	老年人吃饭较慢时不要催促，耐心等待
		老年人将食物洒在衣服或桌子上时，不要责怪、埋怨，也不要抢过勺子喂食，应给予协助和鼓励
		尽量安排在餐厅和其他老年人一起吃饭，可以在进餐前和老年人讨论今天的饭菜，引起兴趣
整体评价		操作规范
		态度和蔼
		沟通自然

照顾有移动能力的失智老年人如厕

准备	环境：环境安全、安静舒适、光线适宜、无异味
	用物：卫生纸等
	护理人员：着装整洁，洗净双手，态度和蔼
	老年人：按照 SP 互动建议模拟失智老年人状态
操作流程及规范	评估老年人排泄情况，制定个性化如厕时间表，注明老年人容易失禁的时间
	观察老年人是否有尿意或者便意的迹象，及时引导老年人如厕
	如厕前和老年人友善沟通，赢得老年人信任
	对于自理能力较差的老年人，需陪同老年人一同前往

操作流程及规范	根据老年人不同需求给予协助	协助老年人去卫生间，注意躲避障碍，保护老年人安全
		协助老年人脱下裤子，并坐到便器上
		确保老年人安全的情况下，给老年人营造私密的环境，如拉上帘子或者转过头去
		协助老年人擦拭清洁
		协助老年人穿上裤子
		协助老年人离开卫生间
	观察老年人尿便是否正常，做好护理记录	
整体评价	全程和老年人保持友好互动，每次提供帮助前都要温和告知	
	动作要轻柔、不要匆忙和草率	
	多用鼓励和赞美的方式，让老年人感觉到安全和被尊重	

照顾失智老年人洗澡

准备	环境：环境安全、安静舒适、光线适宜、无异味
	用物：毛巾、浴巾、沐浴露等
	护理人员：着装整洁，态度和蔼，最好由同性别护理人员为老年人提供助浴
	老年人：按照 SP 互动建议模拟失智老年人状态
操作流程及规范	与老年人友善地交流，说服老年人同意洗澡，选择老年人喜欢的沐浴方式
	调节室温和水温，确保地面防滑，确保浴室内安全防护设施完好
	准备洗浴时所需用物及换洗衣物
	搀扶老年人进入浴室或浴缸，明确指示老年人使用扶手
	陪伴老年人完成洗浴过程
	留给老年人充足的时间洗澡，不要催促
	洗澡过程中和老年人保持良好沟通，引导老年人参与洗澡的每个环节
	搓澡时动作温和，喷淋时保证水流温和，浴液等不要进入鼻眼
	检查身体，确保身体每一部分都清洗干净，注意是否有浴液残留
	检查身体有无皮肤问题，如干燥、过敏、皮疹等，有异常及时记录
	为老年人涂抹喜欢的润肤露
	为老年人穿上干净衣物
整体评价	保护老年人的隐私，减少不必要的暴露
	尊重老年人的意愿，不强迫
	动作熟练且轻柔
	沟通自然，态度和蔼

噎食急救

准备		环境：病室整洁、安静、安全、舒适
		用物：必要时备桌、椅、病床等；必要时备氧气、抢救车、吸引器、环甲膜穿刺针、喉镜、异物钳等；必要时准备抢救药物
		护理人员：站于清醒老年人身后，或跪于昏迷老年人大腿两侧、着装整洁
		老年人：评估老年人病情、进食能力、方式和安全性，评估噎食症状
操作流程及规范	呼叫	呼叫病人，判断意识
		呼叫其他工作人员，让其他工作人员通知医师
		看表，记时间
	疏通气道（意识清醒者）	用中指、示指从病人口腔取出异物，或用食管钳取出异物；倒置病人，用掌拍其后背，借助震动的力量使食物松动，向喉部移动
		Heimlich 手法：病人取立位或坐位，护理人员站在病人身后，双手环绕病人腰间，左手握拳并用拇指突起部顶住病人上腹部，右手握住左拳，向后上方用力冲击、挤压
		查看口腔有无食物排出，用手指抠出食物
	疏通气道（昏迷者）	协助病人取仰卧位
		面对病人跪姿跨于病人髋部，双手掌根放在胸廓下脐上的腹部，快速冲击压迫病人腹部，促使食物排出
	气管穿刺切开	如仍不能排出食物，立即用环甲膜穿刺针或 12～18 号无菌针头在甲状软骨下缘与环状软骨上缘的中间部位（喉结最突出的正下方），消毒皮肤后刺入气管，改善呼吸道受阻情况
		必要时协助医师行气管切开
	心肺复苏	如有心脏停搏，立即实施心肺复苏操作
		开放静脉通道，遵医嘱给予药物治疗
		高流量吸氧，保持气道通畅，缺氧状态缓解后改为低流量持续给氧，直至完全恢复
	整理记录	整理和处置用物
		洗手和记录
整体评价		关爱老年人，护患沟通有效 SP 反馈满意 护理人员回答 SP 提问正确、全面
		动作轻柔准确，老年人舒适
		注重职业防护

实训 8-2

为失智老年人设计和安排活动

▤ 工作任务

你是某养老机构的护理人员，你的团队负责着 22 名老年人的照顾工作，其中有 9 名老年人有明显的失智症状。中秋节马上到了，你打算策划一场"中秋游园会"，邀请家属、志愿者和老年人一起度过一个难忘的节日，并以活动为契机，活跃老年人身心，促进社交，延缓失智症状的进展。在活动举办前，你需要对活动的时间、地点、方式、内容等进行全面的策划和安排。

📖 知识准备

为失智老年人设计和安排活动知识点如图所示。

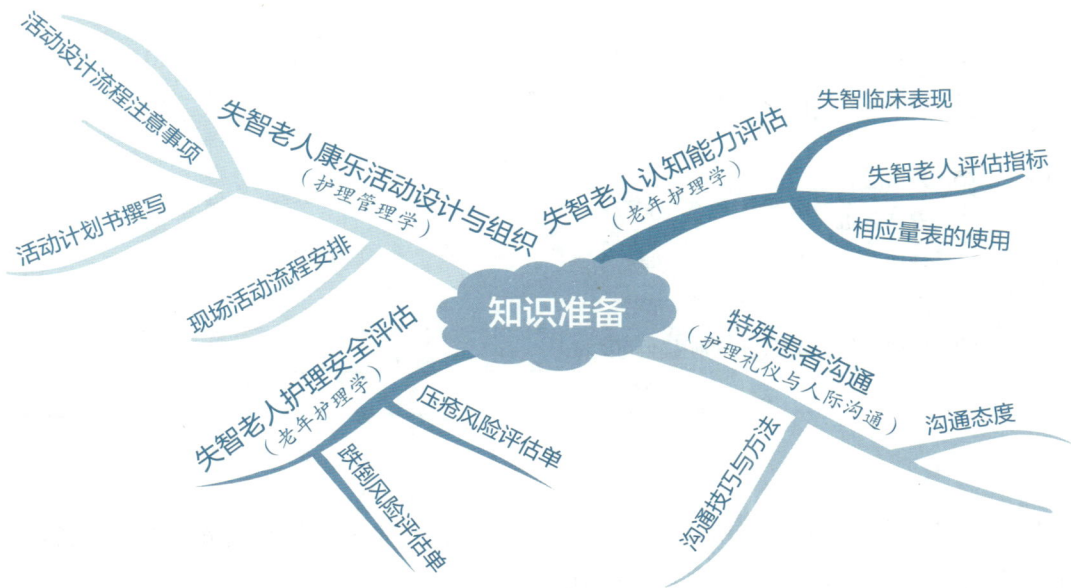

❧ 技能准备

本次实训任务中，可能用到的护理操作有应用简易精神状态检查量表评估老年人认知功能、失智老年人认知功能促进、失智老年人康乐活动设计与组织、护理文件书写、特殊患者沟通等。

👤 心理准备

本次实训任务建议到养老院进行现场实训。面对真实的老年人，同学们可能会紧张、不知所措，故在实习前要写好详细的策划书，并交老师批阅、改进和完善。老年人看到陌生的面孔，而且是年轻缺乏经验的大学生，可能会产生不信任感，同学们要主动提供帮助和关心，建立信任关系，用耐心、爱心、包容心面对老年人及家属。

⟳ 实训过程

● 实训情境

某养老机构内，22 名老年人中，有 9 名有不同程度的失智症状。你作为负责护士，正在和同事开会商议举办中秋游园会的相关事宜，打算本周前拿出方案，下周正式举行活动。根据机构内老年人情况，至少应在活动中设计有利于认知功能提升的若干项目。

● 实训流程及评分标准

项目	实训流程	分值	得分
实训内容	1. 评估老年人的需求、兴趣爱好、社交心理	5	
	2. 撰写活动方案	20	
	3. 活动要素准备（人、财、物、时间、地点等）	10	
	4. 活动预热	5	
	5. 开展活动	30	
	6. 总结活动	10	
整体质量	1. 活动设计合理、符合老年人身心特点	5	
	2. 活动趣味性高、老年人参与度高	10	
	3. 活动安全、有序、目的明确且可达成	5	
总分		100	

● SP 互动建议

本次实训建议在实景场所完成。如无条件，可由模拟病人按照任务案例还原场景，配合完成上述实训内容，可在实训过程中进行以下互动：

互动时机	互动模拟要点
护理人员动员家属参与活动	家属参与积极性差
护理人员解释某项游戏规则	表现出畏难心理，不想继续参与
护理人员在组织游戏过程中语言冰冷	表现出相应的抗拒态度
活动进行时间较长	表现出劳累、疲乏等不适症状
组织的活动有一定危险性	表现出相应的危险情况，如跌倒、噎呛、烫伤等

• 沟通示例

1．说服老年人家属一起参与养老院活动　"阿姨您好，我是王奶奶的照护员，马上要到中秋节了，我们给老人们举办了一次游园活动，时间定在这周星期六，邀请您一起参与。随着年龄增长，老年人的认知能力会有所下降，您可能也观察到了，王奶奶最近的记忆力明显下降，这就是一种早期表现，我们组织这种游戏活动，目的就是维持老年人的社交，满足他们在情感、精神和社会方面的需要，让他们感受到关怀和尊重，延缓其认知功能衰退的速度，我们的游戏也是经过精心编排和设计的，非常安全也非常有趣，您过来参与，王奶奶肯定非常开心，而且这也是您忙碌工作之余的一种放松。"

2．活动过程中发现老年人兴趣不高　"王爷爷，这个游戏是这样玩的，我们把这些豆子夹到这个盒子里，尽量不要掉出来，咱们和李爷爷比赛，看谁快一点好不好，你俩谁捡的豆子多，谁就可以赢得这个徽章，用徽章就可以在我这里兑换礼物啦！""张奶奶，怎么不玩了，是觉得累了吗？要不要换个别的游戏玩一会儿？好的，那我推您回去休息吧！今天玩得开心吗？得到了几个徽章啊？看，我给您兑换了一个小靠枕哦，是不是很可爱呀！下周我们再组织活动，您争取多挣几个徽章，就可以拿到更大的礼物啦。"

• **重点项目操作流程及规范**

应用简易精神状态检查量表评估老年人认知功能

准备	操作者：着装整洁、洗手	
	用物：简易智力状态检查表（MMSE），白纸 2 张，记录本，笔	
	环境：安静整洁，光线充足，无其他人员干扰	
	老年人：精神平稳，身体舒适，可由家人陪同，家人不做答题提示	
操作流程	携用物至床旁，查对老年人	
	向老年人说明谈话目的，取得配合，注意适当隐晦表示，不提"智力""痴呆"等敏感词语	
	定向力	时间定向：首先询问日期，之后再针对性地询问其他部分，如"您能告诉我现在是什么季节？"共 5 次提问，每一次提问记一次分； 空间定向：依次提问，"您能告诉我你住在什么地方吗（省、市、区县、街道、第几层楼）？"共五个问题，每一次提问记一次分
	记忆力	告知老年人："我接下来要问您几个问题来测一下您的记忆力。"清楚、缓慢地说出 3 个相互无关的东西的名称（如：皮球、国旗、树木，大约 1 秒钟说一个） 要求被测试者重复刚才三个物体名称，每答对一个记 1 分；如果老年人没能完全记住，可以重复，但重复的次数不能超过 5 次
	注意力计算力	要求老年人从 100 开始减 7，之后再减 7，一直减 5 次（即 93，86，79，72，65），每一次计算记一次分；测评时不要向老年人重复上一题的答案，也不能用笔算
	回忆能力	如果前次老年人完全记住了 3 个名称，现在就让老年人再重复一遍。每正确重复 1 个记 1 分
	命名能力	拿出手表给老年人看，要求老年人说出这是什么，答对得 1 分；拿出铅笔问老年人同样的问题，答对得 1 分

续表

操作流程	复述能力	告知老年人："现在我要说一句话，请您照着我的样子复述一次。"测试者清晰而缓慢地说："四十四只石狮子"；老年人能正确，咬字清楚地复述则记 1 分
	执行力	告知老年人："现在请您照着我说的做。"并给病人一张白纸；依此缓慢而清晰地说："请用右手拿着这张纸""用两只手将它对折起来""请将它放在您的左腿上"；注意每句话不要重复或示范，只有老年人按正确顺序做的动作才算正确，每个正确动作计 1 分
	阅读能力	拿出一张写着"闭上您的眼睛"字样的卡片给老年人看；告知老年人："请您按照卡片上的动作来做"；老年人正确执行闭眼动作得 1 分
	书写能力	给老年人一张白纸；告知老年人："请您在纸上写一句完整的话"；不能给予任何提示，如果句子有主语、动词，语义清晰完整则记 1 分
	结构能力	展示一张画有两个交叉的五边形的白纸，并给测试者一张空白纸告知老年人："现在请您照着这个图形画出来"；五边形需画出 5 个清楚的角和 5 个边，同时，两个五边形交叉处形成菱形可得 1 分，线条的抖动和图形的旋转可以忽略
	判定结果	认知功能障碍判定：最高得分为 30 分，分数在 27~30 分为正常，分数＜27 分为认知功能障碍；严重程度分级：轻度，MMSE ≥ 21 分；中度，MMSE 10~20 分；重度，MMSE ≤ 9 分
	测试结束，告知老年人及家属测量结果，并作简单指导和解释	
	再次查对老年人，整理用物，记录结果	
质量评定	评估过程中严格按照量表操作规范执行，不得随意增删题目、改变顺序	
	评估过程中气氛融洽和谐，不对老年人答案做主观评价，不得流露出耻笑、惊讶等不当情绪和表情	
	评估过程打分合理、判断结果准确	

失智老年人认知功能促进

准备	操作者：着装整洁、洗手	
	用物：识物卡片、训练用地图、积木块、秒表、无序字母表、听觉训练素材、记录本、笔	
	环境：安静整洁，光线充足，无其他人员干扰	
	老年人：精神平稳，身体舒适，可由家人或照顾者陪同	
操作流程	携用物至床旁，查对老年人	
	向老年人说明训练目的、用时等，取得配合	
	记忆功能	视觉记忆训练：先将 3~5 张绘有日常生活中熟悉物品的图片卡放在老年人面前，给 5 秒钟的时间记忆卡片上的内容，看后将卡片收回，请老年人叙述卡片上物品的名称，反复数次，加深记忆。根据老年人痴呆的程度，降低或者增高记忆训练的难度，减少或增加图片的数量
		地图作业：在老年人面前放一张大的、上有街道和建筑物而无文字标明的城市地图，告诉老年人先由护理人员用手指从某处出发，沿其中街道走到某一点停住，让老年人将手指放在护理人员手指停住处，从该处找回到出发点，反复 10 次，连续两日无错误，再增加难度，如设置更长的路程、绕弯更多等
		彩色积木块排列：用 6 块 2.5cm×2.5cm×2.5cm 的不同颜色的积木块和秒表，以每 3s 一块的速度向老年人展示木块，展示完毕，让老年人按护理人员所展示的次序展示积木块，正确的记"+"，不正确的记"-"，反复 10 次，连续两日均 10 次完全正确时，加大难度进行（增多木块数或缩短展示时间等）
		缅怀治疗：利用老年人所拥有的记忆作媒介，去鼓励老年人与人沟通及交往。采用个别回想、与人面谈、小组分享、展览、话剧及老幼共聚等方法其中之一

操作流程	注意力	视觉注意训练 视跟踪训练：要求老年人目光跟随光源左、右、上、下移动； 形态辨认：要求老年人临摹画出垂线、圆形、正方形和字母"A"各 1 个； 删字母测试：给出一组无序的字母表，要求老年人用铅笔以最快速度划去指定字母（确保每行有 52 个字母，每行约需删除 18 个字母），老年人操作完毕后，分别统计正确划消数与错误划消数，并记录划消时间，根据公式计算老年人的注意持久性指数
		听觉注意训练 听认字母测试：在 60s 内以每秒 1 个的速度念无规则排列的字母给老年人听，其中有 10 个为指定的同一字母，要求老年人听到此字母时举手，举手 10 次为正常； 背诵数字：以每秒 1 个的速度念一列数字给老年人听，念完后要求老年人立即背诵。从两位数开始至不能背诵为止，背诵少于 5 位数为不正常； 词辨认：向老年人放送一段短文录音，其中有 10 个为指定的词，要求老年人听到此词时举手，举手 10 次为正常
		时间感训练： 初级：给老年人一块秒表，让老年人按护理人员口令启动并于 10s 内由老年人自动停止它，然后将时间由 10s 逐步延长至 60s； 中级：不让老年人看表，启动后让病人心算到 10s 时停止，然后将时间延长，到 2min 时停止； 高级：一边与老年人交谈一边让老年人进行上述训练，让老年人尽量控制自己不受交谈分散注意力
	解决问题能力	物品分类训练： 给老年人一张列有 30 项常见生活物品名称的清单，要求老年人按照物品的共性进行分类，如家具、食物、衣服等类别，老年人有困难时可适当帮助。训练多次，老年人能独立正确完成后增加分类难度，如进一步将食物进行细分，或者加入新的分类标准等
	定向能力	要求老年人讲述日期、时间、上下午、地点及天气等，使老年人形成时间概念；帮助认识目前生活中真实人物（如亲人、朋友及护理人员等）和事件；在病房和卧室设置醒目标志，指明具体位置。给予老年人实际定向疗法，每天记录相关信息，反复做环境的定向训练，训练过程中鼓励老年人多谈熟悉的人和事，并鼓励其尽量独立完成起居等日常活动
	家庭支持指导	教会老年人照顾者基本护理原则：①回答老年人问题时，语言要简明扼要；②老年人生气和发怒时，不要与其争执；③老年人吵闹时应冷静予以阻止；④不要经常变换对待老年人的方式；⑤老年人功能明显减退或出现新症状时，及时找医生诊治；⑥尽可能提供有利于老年人定向和记忆的提示或线索，如日历，物品固定标注，厕所、卧室给予明显指示图；⑦给老年人佩戴写有住址、联系人姓名及电话的腕带或卡片
质量评定		训练过程中体现对老年人的尊重和关爱
		训练方法选择恰当，执行有效
		训练过程中严谨认真、态度端正

失智老年人康乐活动设计

准备	操作者：着装整洁、洗手	
	用物：笔、纸等	
	环境：安静整洁，光线充足，无其他人员干扰	
操作流程及规范	活动名称	具代表性、顺口、生动、有吸引力
	活动目的	说明活动实施的背景、举办的理由；活动目的描述清楚、活动目的可评测，可行性高

操作流程及规范	时间地点	最好确定活动时间，时间选择顺应老年人生活作息习惯及老年人活动能力耐受度；社区活动考虑便利性、场地气温、空间等条件；机构中组织活动考虑疏散动线等安全因素
	执行单位	说明主办单位、协办单位、承办单位及赞助单位等
	活动内容规划	通过文字阅读，能基本了解活动项目以及活动过程中的环节和细节设计；选择活动用具要符合老年人的特点，保证安全
	活动分工	说明活动组织过程中会用到哪些人力、物品及资源
	时间进度	拟定每个环节的预计时间，据此控制活动执行进度
	经费预算	将活动准备和组织过程中的各项物资进行预估
	附件	可包括活动单元内容、物品清单、宣传单页、报名表、人员表、紧急预案等相关文件和补充资料等
质量评定		方案尽可能详尽、全面
		方案可行性高、符合活动对象情况
		方案具有一定的原创性、创新性

● 附表

附表一　现场活动流程安排参考模板

活动名称		活动场次	
活动日期		活动时间	
活动地点		设计者	
活动目的			

进度安排

时间安排	具体流程	负责人	所需资源

附表二　活动计划书参考模板

活动名称：

1. 活动目的：

2. 活动地点：

3. 活动时间：

4. 活动对象：

5. 主办单位：

6. 具体内容：

（1）

（2）

（3）

（4）

7. 活动分工：

项目	负责人	组员

8. 时间进度表：

事件 完成时间					

9. 经费预算表：

项目	单位	单价	数量	金额	用途说明
总计					

10. 预期效果：

实训 8-3

应对失智老年人的行为和精神症状

工作任务

你是一家医养结合养老机构的照护人员。最近入住机构的王爷爷已经 83 岁高龄了，身体没什么大问题，但经常出现一些"奇怪"的行为，比如刚刚吃过饭又要吃饭，整天吵着要见女儿，女儿来探望时却不认识，自己刚刚说过的话马上就忘记，还总冤枉护理人员拿了他的东西，晚上睡觉也不安分，半夜起来大喊大叫，嚷嚷着要出去，有时候还会莫名地对护理人员发脾气、打骂甚至做出不礼貌的行为。

知识准备

应对失智老年人的行为和精神症状知识点如图所示。

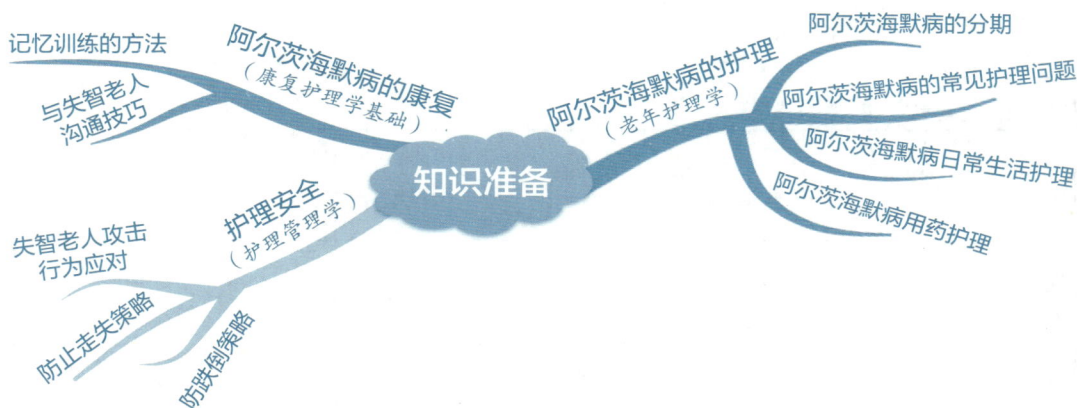

技能准备

本次实训任务中，可能用到的护理操作主要是应对失智老年人的精神行为症状，如反复行为、错认、猜疑、妄想、游荡、激越、攻击等。

心理准备

本次实训任务中，老年人有明显的行为和精神症状，这不仅会给老年人自身带来痛苦，更会给照顾者造成困扰。护理人员要能理解这些症状是由于疾病导致的，要学习和掌握有效的方法照顾失智老年人，尽可能降低老年人出现行为和精神症状的频率和程度，以减少心理压力，要能认识到这些异常行为就是失智老年人特殊的表达方式和沟通方式，这样才能做到有效的回应。

实训过程

● 实训情境

医养结合机构内，83 岁的王爷爷最近频繁出现动作重复、不认识熟悉的人、猜疑护理人员偷他的东西、无故打骂护理人员等症状。护理人员针对上述情况作出正确的回应和应对。

● 实训流程及评分标准

项目	实训流程	分值	得分
实训内容	1. 正确应对失智老年人的重复行为	15	
	2. 正确应对失智老年人的错认行为	20	
	3. 正确应对失智老年人的妄想和猜疑	20	
	4. 正确应对失智老年人的激越行为和攻击行为	20	
	5. 正确应对失智老年人的游荡行为	15	
整体质量	1. 操作规范、动作熟练	2	
	2. 沟通有效，态度和蔼	5	
	3. 工作安排合理有效，小组协作有力	3	
	总分	100	

● SP 互动建议

模拟老人按照任务案例还原场景，配合完成上述实训内容，可在实训过程中进行以下互动：

互动时机	互动模拟要点
老年人出现重复行为	反复问护理人员同样的问题，刚吃过饭不久又要求吃饭
老年人出现错认行为	不认识护理人员，甚至不认识来探望的亲属
老年人出现妄想和猜疑	说护理人员偷了他的钱，说护理人员给他吃的饭里面有毒，要害他
老年人出现激越行为、攻击行为	哭喊、摔东西、打骂护理人员
老年人出现游荡行为	在护理人员不注意时私自外出，迷路

● 沟通示例

1. **刚刚吃过饭，老年人又要吃饭时的沟通**　"王爷爷，要吃饭吗？这样吧，我们先去厨房看看吧，听说您很会烧菜呢，今天你帮我一起做好不好？你看，这是不是您的碗呢？您看，刚刚吃过的排骨还在这里呀。对的，刚刚已经吃过饭了，您是不是也觉得肚子饱饱的？您看这里有个小黑板，我把您的照片贴上去，每次吃完饭，您就可以把今天吃了什么贴在您的名字后面，这样下次您就不会忘了对不对？现在我带您去花园里转转吧，不然又该积食不消化了。"

2. 老年人不认识前来探望的亲人 "王爷爷，您女儿今天要来看你哦，我帮您换好衣服，打扮打扮哦！王爷爷，您不认识这位女士呀，您看，我这里有张照片，您还记得是什么时候拍的吗？对，这是过年的时候，您穿的就是您现在这身衣服，在您家的客厅里对不对？旁边是奶奶，后面站着的这位是谁呀？对，就是您的女儿小慧，她笑起来真好看，您看，她现在就在您面前呀！王姐，爷爷现在不认识您主要的原因是他的大脑功能退化导致的记忆障碍，您不要觉得失落，这是失智老年人非常常见的症状，以后您来探望时可以拿一些旧的物件，穿一些以前穿过的衣服，和爷爷聊聊过去的事，这对老年人延缓症状是很有帮助的。"

● 重点项目操作流程及规范

正确应对失智老年人的重复行为

准备	正确识别老年人的重复行为：重复同样的问题，重复说一件事，重复做一件事
	明确老年人发生重复行为的原因：短期记忆的丧失，老年人在寻找熟悉、安全、有确定性的感觉
操作流程及规范	保持冷静和耐心，不要简单粗暴拒绝老年人，不要大声呵斥老年人，对老年人反复提出的问题耐心地再一次给出简单的答案
	安排活动，转移注意力
	利用记忆辅助工具，如便利条、钟表、日历或照片之类的提醒工具来提醒老年人
	接受和引导，可以利用老年人的重复行为，鼓励他做一些力所能及的家务或劳动
整体评价	尊重老年人，不强迫
	沟通自然，态度和蔼

正确应对失智老年人的错认行为

准备	正确识别老年人的错认行为：无法认出熟悉地方或物品，无法叫出家人或护理人员的名字，忘记物品的功能（如不会使用筷子）等
	明确老年人发生错认行为的本质是短期记忆的丧失，但充分的支持和理解仍然可以赢得老年人的感动和信任
操作流程及规范	当老年人认不出护理人员时不要表现出失望和悲伤，再次介绍自己，完成护理工作
	当老年人错认物品时，不要批评老年人，也不要做复杂的介绍，简单回应和说明即可
	可用照片、视频等唤醒老年人对人物关系和物品的认知
	以温和的态度提醒老年人

整体 评价	尊重老年人，不强迫
	沟通自然，态度和蔼

正确应对失智老年人的妄想和猜疑行为

准备	正确识别老年人的妄想和猜疑行为：认定有人偷自己的东西；认为自己住的地方不是自己的家，吵着要回家；认为有人要害自己等
	理解老年人妄想和猜疑的本质
操作流程 及规范	不要试图讲道理和争辩
	鼓励老年人表达自己的想法
	认真倾听，洞察隐藏在行为背后的真实感受和需要
	认同老年人的感受并给予安慰
	尊重和体谅老年人，建立信任关系
	帮老年人处理麻烦，如寻找丢失的物品，联系想见的人等
整体 评价	尊重老年人，不强迫
	沟通自然，态度和蔼

正确应对失智老年人的激越和攻击行为

准备	正确认识激越和攻击行为：激越是指患病老年人表现出的明显的紧张不安、烦躁易怒，表现为坐立不安、到处走动、挑剔、哭喊、争吵、撕扯摔打物品，严重时表现为攻击行为	
	理解产生激越和攻击的原因	身体不适：如疼痛、饥饿、口渴、便秘、憋尿、疲劳、瘙痒等，但又苦于无法准确表达和描述，得不到护理人员的理解和帮助时就会发生激越行为
		环境因素：老年人搬家或者脱离原来熟悉的环境，感到困惑而恐惧。或者因为某些环境因素引起幻觉。比如，老年人看到镜子里的人影，以为是坏人闯进来，害怕和恐惧就容易让老年人诱发激越；老年人听见电视里的枪炮声、打斗声、争吵声，以为这些就发生在身边，从而感到紧张和焦虑，也容易诱发激越
		护理人员因素：某些护理人员的不当态度、言行，也是造成老年人出现激越的原因之一。比如，护理人员和老年人沟通不畅，勉强老年人去做事，就容易导致老年人的激越；护理人员缺乏耐心，在护理工作中表现得急躁，让老年人感觉不愉快，也容易导致老年人的激越甚至攻击；护理人员漠视、指责老年人，和老年人争论、争吵，甚至发生虐待行为，这也会诱发老年人的激越和攻击
操作流程 及规范	识别疼痛或身体不适的迹象	老年人出现的一些特别的言语和肢体表达，比如叹息、表情痛苦、移动缓慢、姿态僵直、四肢蜷缩或喊叫等，可能表明老年人处于某种疼痛和不适
		老年人面色发红，出汗，可能是因为热而心情烦躁
		老年人在摇晃或打寒战，可能是感觉冷
		老年人在被照顾时出现喊叫，可能是因为护理人员动作不当
	及时提供生活或个人护理方面的帮助	
	保持冷静，安慰老年人，使老年人情绪平静	
	不要将老年人的攻击行为个人化，理解这是疾病原因导致的	
	转移老年人注意力，如带老年人去安静的地方、做喜欢的活动	
	如果老年人症状严重且不缓解，伴有意识障碍等，应及时就医	

续表

整体评价	尊重老年人，不强迫
	沟通自然，态度和蔼

正确应对失智老年人的游荡行为

准备	了解游荡行为的原因	环境刺激：陌生的、嘈杂的、拥挤的环境都会使老年人产生想逃离的想法，诱发游荡行为，或者老年人看到了门或出口，就会不自主地产生游荡行为
		身体需求：如想喝水、吃东西、上厕所但是找不到合适的位置就会外出游荡；当感觉身体不适引起烦躁时，想脱离此时的环境也会出现游荡行为
		心理需求：感觉到无聊、孤立或者精神压抑而离家出走，或者为了寻找认同感和安全感而外出，有些老年人是为了寻找、维持和实现自我价值而外出
	了解游荡行为的益处和风险	适度的游荡可满足老年人身体、心理及社交的需要，有助于老年人保持身体活动的能力，改善老年人的情绪等
		游荡的风险表现为老年人在外出游荡后可能会迷路，甚至走失。在走失期间，老年人有可能发生受伤、脱水、饥饿、过度疲劳、激越等情况，甚至可能会有生命危险
操作流程及规范	满足老年人基本生活需求，避免因为这些原因而外出游荡	
	组织适当的户外活动或外出游玩活动	
	居住环境的通道畅通，但出口尽量设计隐蔽	
	接受和肯定老年人的感受，善于洞察老年人游荡背后的目的和心愿	
	对于必要的外出活动，做好陪伴和服务	
	做好外出前的准备，给老年人携带身份识别牌，注明姓名和紧急联系人电话，或为老年人携带有定位功能的手表或其他装置	
整体评价	尊重老年人，不强迫	
	沟通自然，态度和蔼	

应用与拓展

☉案例分析

1. 王奶奶今年 78 岁，是一位退休教师，老伴早年去世。8 年前，王奶奶的家人发现老年人性格和行为出现异常，如把电视机遥控器放冰箱，下楼忘关煤气，去买菜走到楼下却忘记自己要干什么等。最近，老年人连自己居住多年的房子都不认得了，多年街坊邻居也好像全然不认识。家人意识到问题的严重性，连忙带老年人到医院就诊。

（1）考虑老年人发生了什么情况？

（2）作为接诊护士，护理评估时应收集哪些方面的资料？

2. 王大爷，70 岁，入住养老院。半年前王大爷不停地吵嚷着要回家，白天常常找不到自己的床位，夜间不愿入睡，站在窗前直到天亮。情绪极度烦躁，茶饭不思，不停叫嚷儿子被人打死了。总是一个人在院子里来回走动，并频繁出现大小便失禁情况。对护理人员频频拳打脚踢。

（1）考虑老年人可能为何种疾病？老年人存在哪些护理问题？

（2）如何对老年人进行日常生活照料？

（3）如何促进老年人认知功能？

课后实践

1. 以小组为单位，在社区开展关爱失智老年人的宣传活动。

2. 在社区养老院为失智老年人设计康乐活动。

（张丽霞　陈佳　赵辉　吕香茹　赵晓芳）

恶性肿瘤老年人的护理

肿瘤是机体在各种致瘤因素的作用下，局部组织细胞在基因水平上失去对生长的正常调控，导致克隆性异常增殖形成新生物。肿瘤分为良性肿瘤和恶性肿瘤，二者之间具有明显的区别。良性肿瘤的特点是肿瘤细胞分化较好、异型性小，与来源的正常组织细胞在形态、结构、功能上差别比较小，生长比较缓慢，边界清楚，表面光滑，很少合并坏死、出血现象，良性肿瘤在手术之后很少发生复发，不会发生转移。恶性肿瘤细胞分化不好，异型性较大，通常生长比较快，边界不清楚、表面不光滑，与周围组织形成粘连，常常合并出血、坏死现象，对身体造成比较明显的影响，恶性肿瘤常发生复发和转移现象。我国恶性肿瘤死亡占居民全部死因的 23.91%，已经成为我国居民首要的死亡原因。发病人数主要集中在 60 岁以上，到 80 岁年龄组达到高峰，老年肿瘤患者在所有肿瘤患者中的占比超过 60%。老年人恶性肿瘤发病类型特点与其他年龄段人群无显著性特殊差异，但因老年人机体功能降低，免疫力低下，组织细胞易感性增高及致癌因子在体内的累积效应等因素，导致老年人恶性肿瘤发病率和死亡率逐年增高，严重影响老年人的生存质量。

常用抗恶性肿瘤药分为三大类。第一类是细胞毒类抗肿瘤药，包括影响核酸合成的药物，如氨甲蝶呤等；影响 DNA 结构与功能的药物，如氮芥、顺铂和卡铂、喜树碱等；干扰转录过程和阻止 RNA 合成的药物，如放线菌素 D、多柔比星等；抑制蛋白质合成和功能的药物，如长春新碱、紫杉醇等。第二类是非细胞毒类抗肿瘤药，包括调节体内激素平衡的药物，如糖皮质激素类、性激素类；分子靶向药物，如利妥昔单抗、伊马替尼等；重组人血管内皮抑制素、亚砷酸等。第三类为免疫治疗药，如伊匹单抗、重组人白介素 -2 等。多数抗恶性肿瘤药治疗指数小、选择性低，用药期间应注意监测血常规、肝肾功能、胃肠道症状、皮肤及毛发损害等，还应特别注意个别药物的特殊不良反应。为提高疗效、减轻不良反应及延缓耐药性，应根据药物作用机制和细胞增殖动力学规律设计合理的用药方案。

实训 9-1

护理恶性肿瘤放、化疗后的老年人

📇 工作任务

你是肿瘤科病房的护理人员，今日接诊了一名老年人，具体情况如下：

王奶奶，64 岁，清晨突然出现头部剧烈疼痛，伴有恶心、喷射性呕吐等症状，家人紧急送诊，门诊以"右肺腺癌转移（双额顶叶）"收治入院。办理完入院手续后，王奶奶被儿子用轮椅推送到肿瘤科。

📖 知识准备

护理恶性肿瘤放、化疗后的老年人知识点如图所示。

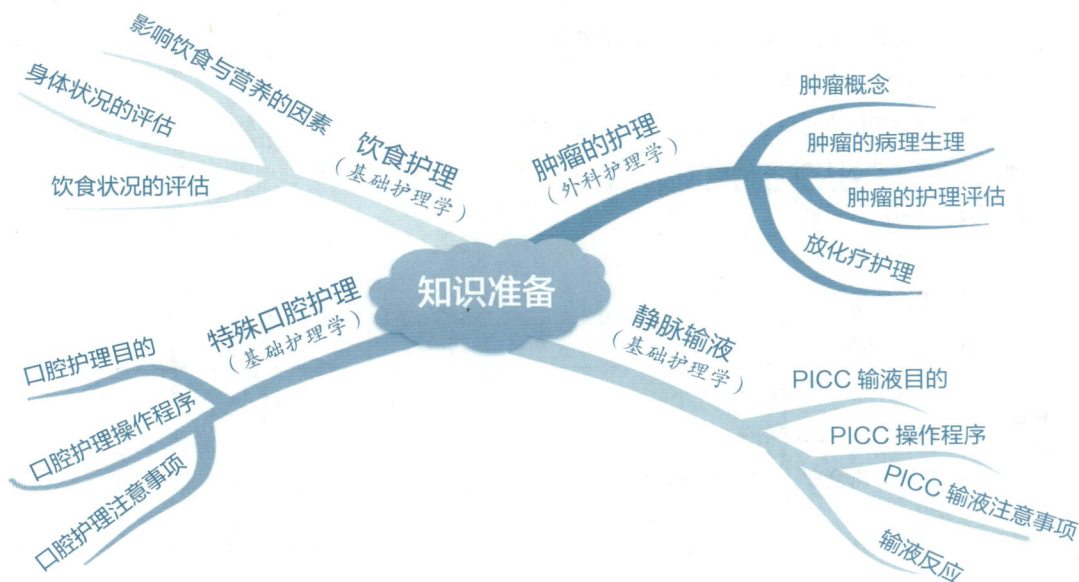

⚛ 技能准备

本次实训任务中，可能用到的护理操作有口腔护理技术、PICC 置管后护理、颈外静脉置管后护理等。

⛑ 心理准备

本次实训任务中，老年人由于癌细胞转移至头部引起相关新的症状，导致老年人对原有疾病的恐惧和焦虑加剧。因此，护理人员要以主动热情的态度接诊老年人，耐心细致地回答老年人的相关问题，有针对性地做好老年人的心理安慰，缓解其焦虑情绪；同时，护理人员要有同理心，理解老年人对死亡的恐惧，以宽容的态度和充分的耐心、责任心对待老年人。

实训过程

实训情境

肿瘤科病房内王奶奶正在行 30 戈瑞 /10 次 /2 周的全脑放疗方案；同时经外周中心静脉置管（PICC）进行"多西紫杉醇＋顺铂"化疗。护理人员巡视病房时发现王奶奶的 PICC 穿刺处出现肿块，但不痛不痒；同时王奶奶告诉护理人员"嘴巴里发干、不想吃饭、头晕、恶心"。

实训流程及评分标准

项目	实训流程	分值	得分
实训内容	1. 评估老年人放、化疗后的全身反应情况	5	
	2. 正确区分皮肤反应程度	5	
	3. 对不同程度的皮肤反应进行相应的皮肤护理	6	
	4. 更换被呕吐物污染的被服	15	
	5. 进行口腔护理	25	
	6. 进行饮食指导	15	
	7. 观察病情	15	
	8. 安全护理	6	
整体评价	1. 操作规范、动作熟练	2	
	2. 沟通有效，态度和蔼	3	
	3. 工作安排合理，团队协作有效	3	
总分		100	

SP 互动建议

模拟老年人按照任务案例还原场景，配合完成上述实训内容，可在实训过程中进行以下互动：

互动时机	互动模拟要点
护理人员走近打招呼	紧锁眉头，表情抑郁
护理人员提出要给老年人进行口腔护理	点头表示接受

续表

互动时机	互动模拟要点
护理人员请老年人张口	表现出张口困难
护理人员消毒 PICC 穿刺处	表现出担忧，询问会不会局部感染
护理人员消毒 PICC 穿刺处	手触碰消毒处

- 沟通示例

1. **向化疗的老年人介绍口腔护理的目的**　"王奶奶您好！我是您的责任护士小张，今天在化疗的时候您说'嘴巴里发干，不想吃饭'，是吧？这主要是由于目前您接受大剂量的化疗和放疗所引起的，为了保持您口腔的清洁、湿润，预防口腔并发症，一会儿我要给您做个口腔护理，口腔护理后还可以促进您的食欲，您看可以吗？奶奶，现在您像我这样张嘴发'啊'的音，我看一下您的口腔黏膜情况，您的口腔黏膜上有溃疡，待会儿给您做完口腔护理后，我帮您涂药，您不用担心。"

2. **安抚因化疗副作用而焦虑的老年人**　"奶奶，化疗是目前医治肿瘤的主要辅助治疗手段，它是应用化学药物治疗的方法预防及控制癌细胞的扩散或浸润，手术后进行化疗是非常有必要的。化疗虽然有一定的副作用，但这些副作用比起手术的副作用来较容易克服，这就好比爬山，虽然这一路会有很多困难，但只要勇敢面对，坚持下去，一定能到达顶点，看到美丽的风景，我们也会尽力帮助您，所以，奶奶您要对自己有信心。"

3. **向老年人介绍中心静脉置管的目的**　"您好，王奶奶，您头部手术已一个月了，接下来需要一个阶段的正规治疗，也就是三到六个月的静脉化疗。在这期间您经常需要通过静脉输液来完成化疗。考虑到化疗药物可能对周边血管造成损害，建议您留置中心静脉导管。导管是一种特殊的材料制成的，非常纤细柔软。我们会选择肘弯处较粗的静脉，通过穿刺将导管送入中心静脉，这样可以减轻高浓度的药物对您血管壁的损害，同时可以避免每天静脉穿刺引起的疼痛，导管漂浮在血管内是没有感觉的，您不要担心。"

4. **向住院老年人宣教 PICC 置管后的注意事项**　"奶奶，从现在开始您置管的这一侧肢体不能提取重物，尤其是在置管后的第一天，穿刺处不能沾水。从明天开始如果您想冲澡，可以用薄膜将这里包好，防止弄湿穿刺处的敷料，如果您不小心弄湿了敷料，请您立即按床旁呼叫器，我会来为您及时更换新的敷料。"

5. **向出院老年人宣教 PICC 置管后的注意事项**　"奶奶，出院后您要随时观察穿刺处的情况，如果您这一侧的胳膊出现了红、肿、热、痛等现象，请您立即来医院就诊。正常情况下，您只需要每周来医院更换一次敷料和肝素帽，做一次脉冲式冲管就可以了。但是，这个管子在您体内留置的总时长不能超过一年。"

● 重点项目操作流程及规范

特殊口腔护理

准备	护理人员：衣帽整洁、修剪指甲、洗手、戴口罩	
	用物：根据病情准备漱口液及用物，清点棉球数目	
	老年人：了解目的、配合要点、体位舒适	
	环境：清洁、温湿度适宜，光线适中	
操作流程及规范	携用物至床旁，核对老年人，向其解释操作目的及方法	
	自我介绍	
	评估	老年人病情、治疗情况，意识状态、自理能力
		老年人口腔情况、有无义齿
		老年人对口腔护理的认知及合作情况
		环境及用物评估
	取合适卧位，协助老年人头偏向护理人员一侧	
	打开口护包，铺治疗巾于老年人颌下，弯盘置老年人口角旁	
	擦洗口腔	润唇、观察口腔、漱口，取下义齿
		正确使用压舌板、开口器等
		一次夹取一个棉球，拧干棉球方法正确，棉球湿度适宜
		擦洗顺序正确（门齿—左上内侧面—左上咬合面—左侧面颊—右上内侧面—右上咬合面—右侧面颊—硬腭—舌面）
		擦洗方法正确，动作轻柔，未损伤牙龈、黏膜
		漱口、观察口腔，遵医嘱使用外用药
		擦净面部，涂润唇膏
	安置老年人，协助老年人取舒适卧位	
	再次核对老年人姓名、床号，整理床单位	
	整理用物，洗手、记录	
整体评价	老年人口腔清洁、湿润、无异味，感觉舒适	
	操作熟练流畅，有职业防护意识和爱伤观念	
	治疗性沟通有效	

经外周中心静脉置管后（PICC）护理

准备	护理人员：衣帽整洁、修剪指甲、洗手、戴口罩
	用物：0.5% 聚维酮溶液、75% 酒精、快速手消毒液、0.9% 生理盐水 20ml、输液贴、透明敷料、肝素帽（或无针连接接头）、注射器、7 号头皮针、换药包、无菌治疗巾、无菌手套、清洁手套、尺子等
	老年人：了解操作目的、配合要点、体位舒适
	环境：清洁、温湿度适宜，光线适中

续表

	携用物至床旁，核对老年人，向其解释操作目的及方法	
	自我介绍	
	评估	穿刺点有无红肿，渗液及周围皮肤情况
		置管侧肢体活动情况，测量臂围，导管位置，外露长度及敷料情况（有无松脱、污染）
		老年人对操作的认识及配合情况
	取合适卧位，协助老年人头偏向护理人员一侧	
	测量臂围：一般为肘横纹上 10cm，测量结果超过基础臂围 2cm，应询问老年人上臂是否肿胀、疼痛，考虑血栓发生的可能性，可做彩超协助确诊	
	充分暴露穿刺部位、铺巾	
	戴清洁手套	
	将原覆盖导管的敷料撕去，观察针眼处有无红、肿、渗出物	
	脱手套，快速手消毒液洗手	
操作流程及规范	打开换药包	
	戴无菌手套	
	依次用 75% 酒精和 0.5% 聚维酮溶液分别由内向外螺旋式消毒穿刺口三遍，消毒范围穿刺点上下各 20cm，左右至臂缘，消毒彻底	
	用 20ml 的注射器抽取生理盐水 20ml 以脉冲正压方式冲封管	
	用 0.5% 聚维酮溶液棉球消毒固定翼	
	用胶布固定固定翼	
	敷料的中点正对穿刺点，无张力粘贴，边撕边框边按压，确保敷料粘贴舒适、牢固	
	用一条胶布蝶形固定肝素锁	
	横向再用一条胶布平行固定	
	标注更换时间、外露长度、操作者	
	协助老年人取舒适卧位	
	再次核对老年人姓名、床号，整理床单位	
	用物处置恰当	
	洗手、记录	
整体评价	操作规范、严格遵守职业防护和无菌操作原则	
	动作轻柔，操作熟练，保持床铺整洁，体位舒适	
	与老年人沟通有效	

经颈外静脉穿刺置管后护理

	护理人员：衣帽整洁、修剪指甲、洗手、戴口罩
准备	用物：外周中心静脉置管换药包、10ml 注射器、0.9% 生理盐水 100ml、肝素盐水（10～100 U/ml）、输液接头（正压）、胶布、污物盘、锐器盒、油性签字笔、生活垃圾桶、污染垃圾桶、手消液
	老年人：了解操作目的、配合要点、体位舒适
	环境：清洁、温湿度适宜，光线适中

操作流程及规范	评估	穿刺部位及周围皮肤有无渗出、红、肿、热、痛等
		穿刺周围皮肤有无硬结形成，询问老年人的感觉
		老年人对操作的认识及配合情况
	协助老年人取舒适卧位，充分暴露穿刺点及换药侧肩颈部，肩下垫治疗巾	
	解开固定输液接头的胶布，检查输液接头有效期	
	再次洗手，预冲，与新输液接头连接，排气备用（勿将接头从包装袋内取出）	
	更换输液接头	去除旧输液接头
		酒精棉片擦拭路厄氏接口，多方位用力摩擦不少于 15s，碘伏消毒路厄氏接口截面和侧面，另取一根棉签消毒接头下方皮肤
		将备好的新输液接头与路厄氏接口连接
		在输液接头上标注更换日期
	冲洗导管	打开夹子，确认导管位置，抽回血（不超过输液接头）
		用 10ml 生理盐水脉冲式冲洗导管
		用肝素盐水 3～5ml 正压封管，关闭夹子
	更换敷料	180°顺导管方向撕除贴膜，由远心端向近心端去除旧敷料
		再次评估穿刺点有无异常
		洗手，打开外周中心静脉置管换药包及透明贴膜，戴无菌手套
		以外周中心静脉置管穿刺点为中心向外消毒皮肤 20cm
		调整导管位置，导管出皮肤处盘绕"L""S"或"U"形弯
		取出透明敷料，移除透明敷料的离型纸
		将免缝胶带打两折或用胶布蝶形交叉固定与透明敷料
		将免缝胶带固定在蝶形交叉的下缘
		标好穿刺与更换贴膜时间
	协助老年人取舒适卧位	
	再次核对老年人姓名、床号，整理床单位	
	用物处置恰当	
	洗手、记录	
整体评价	操作规范、严格遵守职业防护和无菌操作原则	
	动作轻柔，操作熟练，保持床铺整洁，体位舒适	
	与老年人沟通有效	

实训 9-2

护理恶性肿瘤手术后老年人

工作任务

你是肿瘤科的护理人员。刘爷爷 20 天前无明显原因出现大便带血，伴有便秘和间断性腹部隐痛、胀痛，且逐渐出现食欲缺乏、乏力低热等症状，体重下降 5kg。直肠镜检查显示：低位直肠癌。即收住入院，拟于明日全麻下行"经腹会阴联合直肠癌根治术"，术后使用永久性乙状结肠造口。

请你针对上述情况，给予相应护理措施。

知识准备

护理恶性肿瘤手术后老年人知识点如图所示。

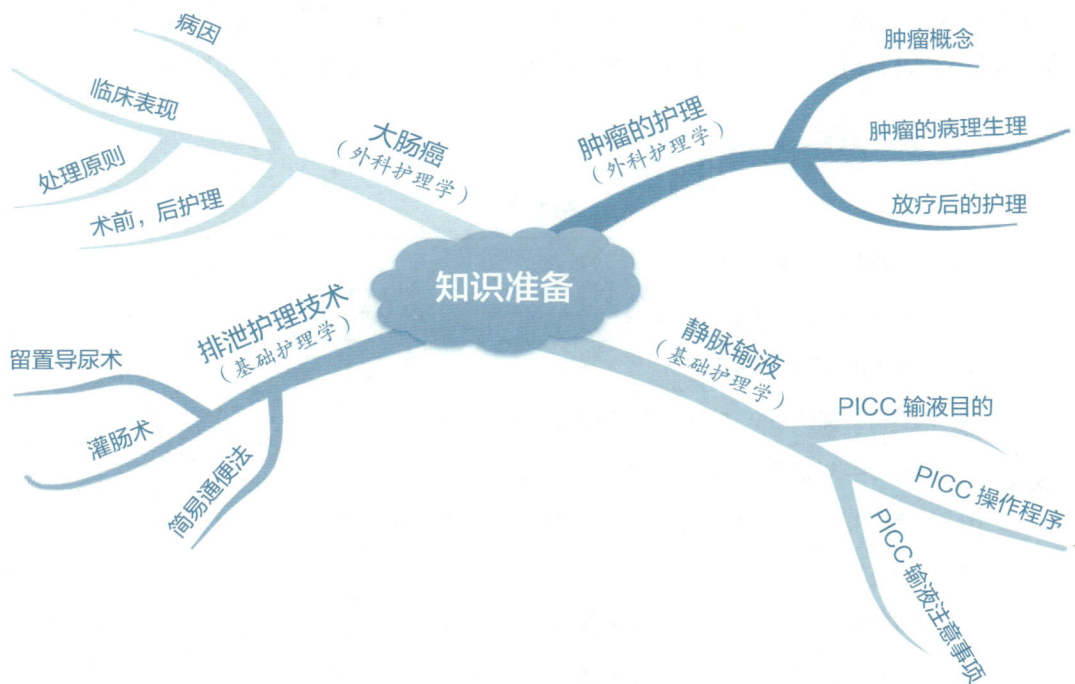

技能准备

本次实训任务中，可能用到的护理操作有清洁肠道、PICC 置管后维护、留置导尿管、胃肠减压、造瘘口护理等。

心理准备

本次实训任务中，老年人因为恶性肿瘤入院后被告知需要次日进行手术，手术后需要使用永久性乙状结肠造口。老年人和家属对恶性肿瘤的治疗缺乏信心，并担心结肠造口影响正常生活。故护理人员要关心老年人，指导老年人及家属了解疾病的发生、发展及治疗护理方面的知识；耐心解释造口的目的、部位、功能及治疗的必要性与意义，取得老年人和家属的理解与合作，帮助他们建立战胜疾病的信心。在术后造口的护理过程中，护理人员应耐心向老年人解释造口管理的重要性，鼓励老年人学会造口的自我护理技术，引导其达到自我认可，以逐渐恢复正常生活。

实训过程

● 实训情景

肿瘤科病房内，术后的刘爷爷带着胃肠减压管非常虚弱地躺在病床上，遵医嘱采用经外周静脉穿刺中心静脉置管静脉输注营养液。护理人员巡视病房，发现刘爷爷造口袋内排泄物较多，需要重新更换造口袋，刘爷爷和家属对造口袋都不太适应，自我护理不熟练且担心造口袋脱落，刘爷爷表示想多了解一些造口的自我护理知识。

● 实训流程及评分标准

项目	实训流程	分值	得分
实训内容	1. 检查穿刺部位皮肤情况	2	
	2. 肝素盐水脉冲式冲管	10	
	3. 妥善固定负压吸引装置	15	
	4. 观察引流液的颜色、性质及量，记录 24h 引流总量	15	
	5. 协助老年人取舒适体位，暴露造瘘口	5	
	6. 铺治疗巾于造口侧身体下方，戴无菌手套正确取造口袋	15	
	7. 清洁并观察造口周围皮肤	10	
	8. 正确更换造口袋，更换过程中注意保护老年人皮肤	15	
	9. 向老年人耐心解释造口管理的重要性，并鼓励老年人学会自我护理	5	
整体评价	1. 操作规范、动作熟练	2	
	2. 沟通有效，态度和蔼	3	
	3. 工作安排合理，团队协作有效	3	
	总分	100	

• SP 互动建议

模拟老年人按照任务案例还原场景，配合完成上述实训内容，可在实训过程中进行以下互动：

互动时机	互动模拟要点
护理人员走近打招呼	表情无助，静卧不动
护理人员提出要帮助更换造口袋	点头表示接受
护理人员取造口袋	做出痛苦表情，表示不适
护理人员清洁造口周围皮肤	表示不适有所缓解
护理人员换造口袋	老年人和家属表示想学会造口护理的方法
护理人员进行健康教育	表示舒适度提高，表达感谢

• 沟通示例

1．手术前对老年人的心理支持　"刘爷爷，医生考虑到您的全身情况，决定采用麦氏手术，也就是说将有肿瘤侵犯的直肠部分连同原来的肛门一同切除，然后在您腹壁上再造一个肛门。这种手术挺安全的。您同意接受这样的手术吗？手术后我会教您如何自己护理好'人造肛门'，让您的生活基本和以前一样。"

2．向老年人解释手术前清洁肠道的必要性　"刘爷爷，明天您就要做手术了，今晚8点左右我要为您做一个术前灌肠。因为做手术时会给您使用麻醉药，使用麻醉药后，被麻醉平面以下没有感觉，肛门括约肌松弛，您无法像现在一样控制下半身的运动，万一有大便排出，就会污染手术区。灌肠可使肠内的宿便排出体外，避免这种情况发生。所以，今天晚上给您灌肠，请您配合一下好吗？"

3．对结肠造口的老年人进行术后饮食指导　"刘爷爷，您现在还不能吃东西，再等2~3天，您的结肠造口开放后，若您没有腹胀、恶心、呕吐等不良反应，到时我会根据医嘱帮您拔除胃管，您就可以正常吃东西了。但是刚开始，您应该吃一些营养丰富、无刺激性、含纤维素少的流食，如米粥、鱼汤、果汁等，之后根据您的情况可以逐渐吃半流质食物、软食直至普食。您尽量吃一些高热量、高蛋白、低脂肪和维生素丰富的食物，如鸡蛋、鱼、鸡、瘦肉等，这样您的大便容易干燥成形，可以避免频繁更换造口袋而影响您的正常生活。另外，您尽量不要吃易产生刺激性气味和胀气的食物，如洋葱、大蒜、韭菜、豆类和山芋等。新鲜的蔬菜和水果对您的身体也是有益的，您可以多吃。"

4．对结肠造口的老年人进行术后活动指导　"刘爷爷，您现在可以在病床上多翻身，活动您的四肢。等2~3天后，如果您的身体允许，我会协助您下床活动，以促进您肠蠕动的恢复，减轻腹胀，避免肠粘连。另外，您以后需要注意造口袋中的粪便不能积累太多，要及时清理，以防造口袋过重而造成漏液，引起切口感染。"

- ### 重点项目操作流程及规范

PICC 置管后静脉输液

准备	护理人员：洗手，戴口罩，仪表端庄、服装整洁
	用物：碘伏、70% 乙醇、透明敷料贴膜、20ml 注射器、无菌手套、0.9% 氯化钠溶液 500ml、肝素、无菌胶布
	老年人：了解输液目的和意义
	环境：病室整洁舒适、温湿度适宜
操作流程及规范	常规消毒肝素帽或正压接头
	无菌生理盐水冲管
	将排好气的输液针头插入肝素帽内连接正压接头，进行静脉输液
	输液完毕肝素盐水脉冲式冲管
	更换穿刺处敷料，每周更换 1 或 2 次
	从上到下撕掉透明敷贴，避免拉出导管
	以导管为中心消毒，直径 8～10cm，先用 70% 乙醇消毒脱脂，再用碘伏消毒，共消毒 3 遍
	更换新的透明敷贴，并注明更换的时间、日期、更换者
	整理和分类处置用物，洗手、记录
整体评价	操作规范、熟练、轻柔、节力
	态度端正，尊重关爱老年人

胃肠减压护理

准备	环境：整洁安静，室温适宜，光线良好必要时进行遮挡
	用物：弯盘、纱布、棉签、乙醇、松节油、别针、治疗巾、血管钳、引流袋
	护理人员：着装整洁，修剪指甲洗手，戴口罩
	老年人：体位舒适，了解操作目的及配合要点
操作流程及规范	核对解释：携用物至床旁，解释操作目的、方法，取得老年人合作
	安置老年人：协助老年人取半卧位或仰卧位
	铺治疗巾于老年人颌下，放置弯盘，棉签清洁鼻腔
	测量插管长度，正确插管
	检查胃管是否在胃内，确认后固定胃管
	连接胃肠减压器和胃管，打开负压引流装置，维持有效负压在 –6.6kPa
	妥善固定负压吸引装置

操作流程及规范	观察胃肠引流液的颜色、性状和量
	贴胃管标识，注明插管时间、插管深度和置管人
	整理和分类处置用物
	洗手、记录置管信息和引流液颜色、性状和量
整体评价	程序正确，动作规范，操作熟练，团队协作
	有职业防护意识和爱伤观念

结肠造口护理

准备	护理人员：着装整洁、洗手、戴口罩	
	用物：造口用品（造口底盘、造口袋）、造口辅助用品（造口粉、皮肤保护膜、防漏膏或防漏条）、造口剪刀、造口尺、换药用品（换药包、干棉签）、无菌手套、剪刀、纱布、生理盐水、治疗碗、消毒液等	
	老年人：评估老年人的病情、意识状态，评估老年人及家属的心理状态与配合程度，向老年人及家属解释操作目的、方法、注意事项及配合要点	
	环境：整洁，温湿度适宜、关闭门窗	
操作流程及规范	核对医嘱执行单、腕带、床头卡上的床号、姓名等基本信息	
	向老年人解释造口护理的操作目的、注意事项和相关知识	
	关闭门窗、屏风遮挡，协助老年人取舒适卧位	
	暴露造口，铺治疗巾于造口侧下方	
	取造口袋	戴无菌手套；一手按压皮肤，一手自上向下取下原有造口袋，防止袋内容物污染造口或周围皮肤，观察内容物竖立于污物桶
	清洁皮肤	用生理盐水清洁造口及周围皮肤并观察
	测量裁剪	用造口尺度表测量造口直径大小、性状；在新造口袋底板背面贴纸处按测量结果绘线、修剪，用棉签抹平锐利的边缘；从造口外 5cm 处撒造口粉于造口周围皮肤上，用棉签涂匀，并涂防漏膏
	换造口袋	揭去造口袋底板贴纸，按照造口的位置由下而上将造口袋粘贴于皮肤上手掌按压底盘 1~3min；确定粘贴好造口袋，将袋内空气排出；扣上造口袋，夹闭末端袋夹
	健康教育	交代注意事项，指导病人造口护理
	整理与记录	整理床单位和用物；记录造口及周围皮肤；记录排泄物的颜色、量、性质
整体评价	用物齐备，处理规范，动作轻柔准确	
	床单位整洁，老年人舒适，无风险发生	
	关爱老年人，护理人员与老年人沟通有效	

实训 9-3

护理恶性肿瘤末期（临终期）老年人

工作任务

你是肿瘤科的护理人员。6 床的胡爷爷一周前因脑癌晚期入院，目前意识清楚，右侧偏瘫，生活不能自理。老年人情绪低落，经常流泪，对家人的依赖性强，常常诉说自己浑身疼痛。家属希望老年人在临终阶段能得到较好的照顾，让其舒适、安宁、无痛苦地完人生最后的旅程。

请你针对上述情况，给予相应护理措施。

知识准备

护理恶性肿瘤末期（临终期）老年人知识点如图所示。

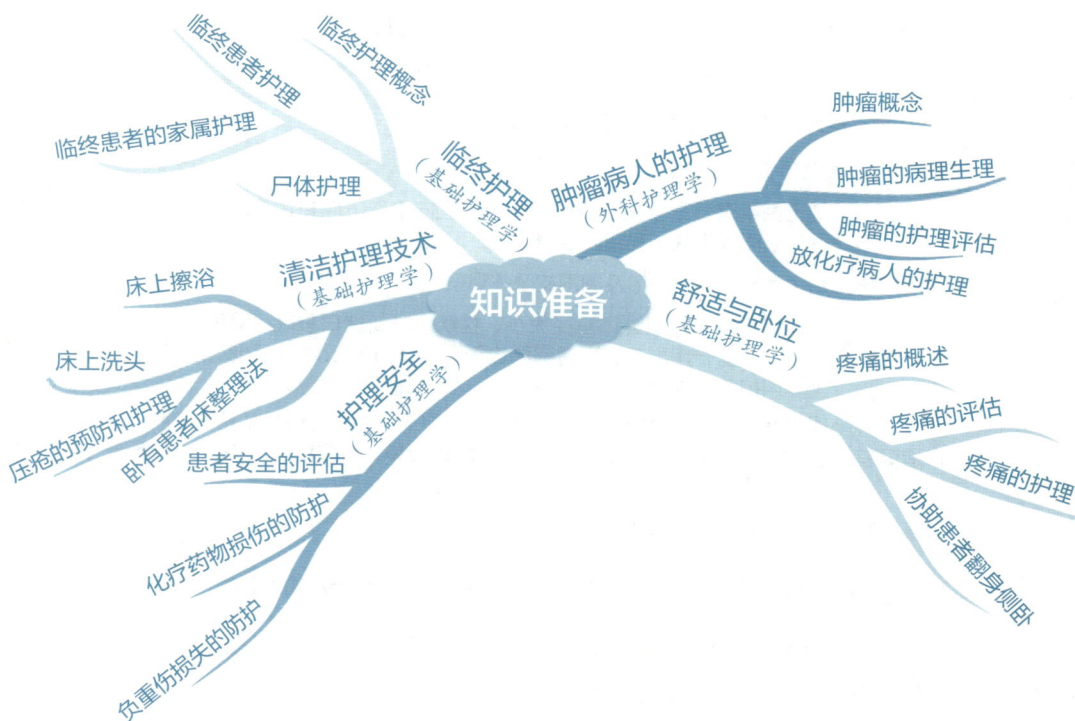

技能准备

本次实训任务中，可能用到的护理操作有体位的更换、身体清洁、止痛泵的使用、尸体护理等。

心理准备

本次实训任务中，老年人进入临终期，身心日益衰竭，精神和肉体上忍受着双重折磨，这时心理特点以忧郁、绝望为主要特征。护理人员应耐心倾听老年人诉说并与其诚恳交谈，使老年人感受到支持和理解；在老年人虚弱而无力进行语言交流时，通过表情、眼神、手势表达理解和关爱，以熟练的护理技术操作取得老年人的信赖和配合；及时了解老年人真实的想法和临终前的心愿，尽量顾及老年人的自尊心、尊重他们的权利，允许家属陪护、参与临终护理，使老年人获得安慰，减轻其孤独感、焦虑、抑郁和恐惧，使其安详地离开人世。

实训过程

● 实训情景

肿瘤科病房内，6床的胡爷爷双眼微闭，表情痛苦且抗拒，护理人员遵照医嘱正在给胡爷爷使用镇痛泵，缓解胡爷爷的疼痛。家属要求和护理人员一起给胡爷爷进行床上擦浴和洗发。

相关检查结果如下：左侧瞳孔 4.5mm，右侧瞳孔 4mm，对光反射弱，右侧肢体肌力 0 级，左侧上、下肢肌力均为 3 级，右侧巴宾斯基征阳性。胸部透视提示慢性支气管炎、两下肺感染、肺气肿，血压 175/103mmHg，空腹血糖 10.8mmol/L，白细胞计数 11×10^9/L，中性粒细胞百分比 80%。

● 实训流程及评分标准

项目	实训流程	分值	得分
实训内容	1. 严密监测老年人病情	5	
	2. 及时吸出老年人呼吸道分泌物	15	
	3. 疼痛护理	10	
	4. 清洁护理	10	
	5. 皮肤护理	10	
	6. 评估压疮危险因素	5	
	7. 采用鼻饲管进行营养支持	10	
	8. 协助老年人做好排泄护理	7	
	9. 妥善固定各种引流管，并保持通畅	5	
	10. 正确执行医嘱，认真核对，确保老年人的医疗安全	5	
	11. 重视老年人心理状态，对老年人和家属采取心理护理措施	10	

续表

整体 评价	1. 操作规范、动作熟练	2	
	2. 沟通有效，态度和蔼	3	
	3. 工作安排合理，团队协作有效	3	
	总分	100	

- **SP 互动建议**

模拟老年人按照任务案例还原场景，配合完成上述实训内容，可在实训过程中进行以下互动：

互动时机	互动模拟要点
护理人员走近打招呼	表情冷漠，静卧不动
护理人员提出要进行清洁护理	点头表示接受
护理人员进行肢体运动功能评估	左侧上、下肢肌力均为 3 级，右侧肌力为 0 级表现
护理人员进行摆位或肢体被动活动	保持右侧瘫软状态，不能给予主动提示
护理人员在摆位过程中出现拉扯动作	做出痛苦表情，呻吟
护理人员安置体位或操作过程中感觉不舒适或时间过长	表现出烦躁不安、抗拒
护理人员完成基础护理	表示舒适度提高，用模糊不清的语言表示感谢
护理人员指导主动运动	表示出依赖、痛苦，不愿活动

- **沟通示例**

1. 向老年人介绍镇痛泵的使用目的和方法 "爷爷，我能感受到您的疼痛。接下来，我们会给您安装一个镇痛泵，它可以减轻您的疼痛。镇痛泵是一个特制的储药泵，通过一条细管道安放在您的身上，它会按照设定的速度持续泵入止痛药到您的体内，如果您感觉不是很痛就不需要动它，如果您感觉很痛就要按压这个蓝色的按钮 5 秒钟，它会输送一定剂量的止痛药到您的体内，如果您还感觉疼痛，就必须间隔 15 分钟才能再次按压，因为镇痛泵加药的时间间隔是 15 分钟一次。叔叔，我这样说，您和爷爷都能明白吗？镇痛泵可以放在床旁或者是口袋，但是不要举高，也不要摔在地上。如果爷爷还有其他任何不舒服可以随时联系我，现在让爷爷好好休息。"

2. 对丧亲者的安慰 "对不起，叔叔，我们已经尽力了，可还是无法挽回胡爷爷的生命，请您节哀！胡爷爷一定知道你们都很爱他，在他生命的最后阶段，您一直都陪伴在爷爷的身边，耐心细致地照顾。而且您也知道，胡爷爷这次的病情又恶化了，将会带给他更多的痛苦，您一定不想看见爷爷再受疾病的折磨了。所以，爷爷的生命已经结束了，我们就应该让他安心地走。现在，我扶您站起来，我们一起来帮爷爷整理一下。"

● 重点项目操作流程及规范

协助老年人翻身侧卧操作流程

准备	环境：整洁安静，室温适宜，光线良好，必要时进行遮挡
	用物：病室内温度适宜，根据老年人情况准备软枕、床栏等
	护理人员：着装整洁，修剪指甲洗手，戴口罩
	老年人：了解操作目的及配合要点，并愿意配合

操作流程及规范	核对解释	携用物至床旁，解释操作目的、方法，取得老年人合作
	安置老年人	老年人仰卧，两手放于腹部，两腿屈曲
	协助翻身	一人协助老年人翻身侧卧： 将枕头移向近侧，先将老年人的双下肢移近并屈曲，然后再将老年人的肩部、腰部、臀部移向近侧；一手扶肩、一手扶膝轻推老年人转向对侧，使老年人背向护理人员，将软枕垫于老年人背部、胸前和两膝之间，使老年人舒适、安全
		二人协助老年人翻身侧卧： 两位护理人员站在老年人的同一侧，将枕头移向近侧，A护理人员托住老年人颈肩部和腰部，B护理人员托住老年人臀部和腘窝，同时将老年人抬起移向近侧；两位护理人员分别扶住老年人肩、腰臀和膝部，轻推使老年人转向对侧，将软枕垫于老年人背部、胸前和两膝之间
		二人协助老年人轴线翻身侧卧： 老年人去枕仰卧，将大单小心铺于老年人身体下；两位护理人员站在病床同侧，抓紧靠近老年人肩、腰背、髋部大腿等处的大单，将老年人拉至近侧，拉起床栏；护理人员转至另侧，将老年人近侧手臂放到头侧，另一只手放于胸前，两膝间放软枕；两位护理人员分别抓紧老年人肩，腰背，髋部，大腿等处的大单，由一人发出口令，两人动作一致，将老年人整个身体以圆滚轴式翻转至侧卧，面向护理人员
	检查安置	检查并安置老年人肢体各关节处于功能位置，各种管道保持通畅，将软枕放于背部和两膝之间，观察背部皮肤进行背部护理
	安置老年人	协助老年人取舒适卧位，整理床单元
	整理与记录	观察病情，检查导管，洗手、记录

整体评价	程序正确，动作规范，操作熟练，团队协作
	有职业防护意识和爱伤观念
	操作中符合节力原则

静脉止痛泵给药护理操作流程

准备	环境：整洁，光线良好
	用物：止痛泵、注射器、药物、用药记录单、洗手液等
	护理人员：着装整洁、洗手、戴口罩
	老年人：了解操作目的、方法、注意事项及配合要点

操作流程及规范	核对医嘱，检查药品质量，携用物至老年人床旁
	核对老年人姓名，向老年人解释（用药时间、药物、用药方法，可能出现的副作用及应对方法等）
	协助老年人取自觉舒适体位
	观察静脉通路是否通畅，静脉穿刺点有无渗血

操作流程 及规范	将止痛泵与静脉输液端连接,以 2ml/h 的速度连续输注止痛药物,止痛泵使用时间为 24～72h	
	检查镇痛泵开关是否开启,针头接口导管有无脱落,导管接口有无漏液,连接管有无扭曲折叠受压,三通接头是否开启,输液针头有无阻塞,检查注药泵有无损坏	
	老年人在使用镇痛泵的过程中,护理人员应及时观察有无因镇痛泵引起的不良反应以及老年人使用镇痛泵的镇痛效果,及时给予疼痛评分	
	根据医嘱核对并记录镇痛泵内设置的参数	
	观察并记录镇痛泵是否处于功能状态及已输注的药液量	
	记录镇痛泵报警的处理措施及效果	
	整理用物	
	洗手、记录,观察病情	
	安好床栏,告知老年人和家属注意事项	
	再次查对老年人,记录老年人用药情况于护理记录单	
整体 评价	用物齐备,处理规范,动作轻柔准确	
	床单位整洁,老年人舒适,无风险发生	
	关爱老年人,护理人员与老年人沟通有效	

尸体护理技术操作流程

准备	护理人员:洗手,戴口罩,戴手套	
	用物:绷带、棉花、纱布、梳子、镊子或血管钳、剪刀、弯盘、大头针、松节油、棉签、外科敷料和宽胶布(必要时)、尸体鉴别卡等	
	环境:安静、肃穆,关闭门窗,屏风遮挡	
操作流程 及规范	料理	携用物至床边,劝慰家属离开病房;撤去治疗用物;尸体仰卧,双臂放于身体两侧;头下垫枕、脱去衣裤;处理伤口;闭合眼口、装上义齿;清洁头面部;填塞头面部孔道;洗净身体各部位,擦洗认真,顺序正确;填塞阴道、肛门等孔道,无体液外溢;穿衣梳头,腕部套第一张尸体识别卡;包裹尸单,四肢捆扎,胸部套第二张尸体识别卡;大单遮盖、外观整洁,送至太平间
	整理用物	用物、床单位处理符合要求;清点遗物、交给家属
	记录	洗手、记录;正确处理护理文件
整体 评价	操作规范,动作轻、稳、安全、无污染	
	尸体安置于自然体位	
	尸体整洁,遗容安详,外观良好	
	尊重死者,维护隐私,家属满意	

应用与拓展

案例分析

1. 胡某，男，78岁。高血压20余年，脑癌晚期，目前因脑出血再次入院治疗。入院时意识不清，左侧瞳孔4.5mm，右侧瞳孔4mm，对光反射弱，右侧肢体肌力0级，左侧上、下肢肌力均为3级，右侧巴宾斯基征阳性。头部CT显示脑出血，胸部透视提示慢性支气管炎、两下肺感染、肺气肿，便秘，血压175/103mmHg，空腹血糖10.8mmol/L，白细胞计数11×10^9/L，中性粒细胞百分比80%。

（1）考虑老年人发生了什么情况，说出你的判断依据？

（2）针对病人的情况，作为肿瘤科的护理人员，你会给老年人和家属提供哪些有效的护理？

2. 马某，女，70岁。确诊直肠癌全身多处转移2周，老年人为求进一步治疗入院。院胸部CT检查示：双肺结核，肺气肿，双侧胸膜增厚。腹部、盆腔MRI检查示：确诊直肠癌，肿块突破固有肌层外膜，侵犯右后侧环周切缘；肝脏多发转移瘤；盆腔内多发小淋巴结，转移待排；左侧股骨头异常信号，考虑骨转移；部分腰椎椎体及附件骨转移。老年人直肠癌全身多处转移诊断明确，入院治疗后效果不佳，老年人近日出现呼吸困难，疼痛剧烈等表现，时常感到痛苦、悲哀，试图自杀。

（1）请你正确评估老年人的心理反应阶段。

（2）对老年人实施相应的护理措施。

课后实践

1. 以小组为单位，制作有关临终关怀的宣传画、海报，引起社会大众对临终关怀的重视。

2. 录制临终老年人心理活动的教学视频，作为健康教育材料发放给临终老年人家属，做好其家属的心理工作。

3. 在养老院及护理院为患有肿瘤的老年人提供生活护理服务、健康指导。

（张晓娟 达朝锦 赵 辉 郭 燕 徐明丽）

参考文献

[1] 周春美，陈焕芬. 基础护理技术 [M]. 2 版. 北京：人民卫生出版社，2019.

[2] 李小寒，尚少梅. 基础护理学 [M]. 7 版. 北京：人民卫生出版社，2022.

[3] 周春美，张连辉. 基础护理学 [M]. 3 版. 北京：人民卫生出版社，2023.

[4] 化前珍，胡秀英. 老年护理学 [M]. 4 版. 北京：人民卫生出版社，2018.

[5] 尤黎明，吴英. 内科护理学 [M]. 7 版. 北京：人民卫生出版社，2022.

[6] 熊海燕，李小燕. 老年护理 [M]. 武汉：华中科技大学出版社，2022.

[7] 孙颖浩. 吴阶平泌尿外科学 [M]. 北京：人民卫生出版社，2019.

[8] 侯建全. 实用泌尿外科学 [M]. 3 版. 北京：人民卫生出版社，2019.

[9] 李乐之，路潜. 外科护理学 [M]. 7 版. 北京：人民卫生出版社，2021.

[10] 吕雨梅，李海舟. 康复护理学基础 [M]. 2 版. 北京：人民卫生出版社，2019.

[11] 王芳. 急救护理学 [M]. 3 版. 北京：人民卫生出版社，2021.

[12] 桂莉，金静芬. 急危重症护理学 [M]. 5 版. 北京：人民卫生出版社，2022.